睡前1分鐘

寝る前1分の壁立ちで一生歩ける！

靠牆站 整好脊

強一個動作，刺激抗老荷爾蒙分泌，

離肌少症、骨質疏鬆症、關節炎！

江示子——著

山本慎吾——監修

你是否曾經有過這種感覺？

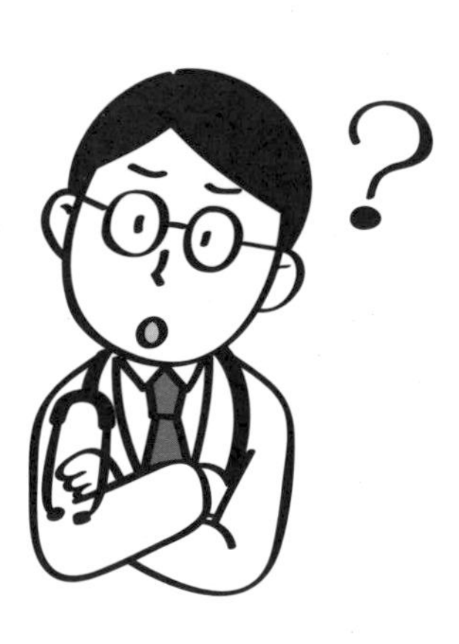

為什麼自己會得到那種病？
平常明明就有注重健康啊。

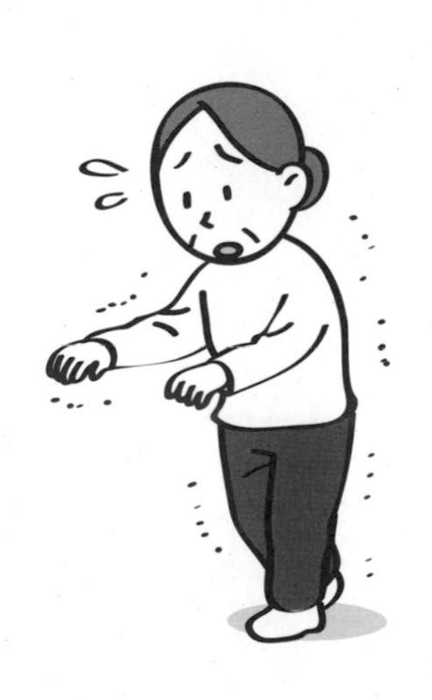

身體的疼痛、症狀……
真的非常痛苦。
然而不管是醫生或護理師，
卻都沒有人能夠理解。

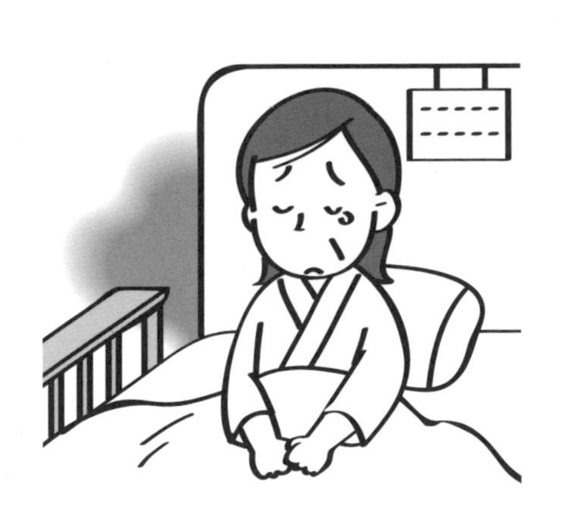

我還年輕得很！
只看年齡就被當成老人看待，
實在很討厭……。

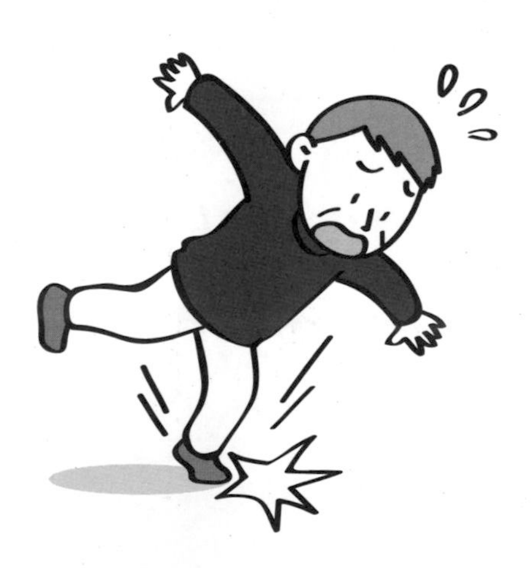

這個不行、那個也不可以。
生活處處受限，
就像待在牢房裡一樣
完全不自由。

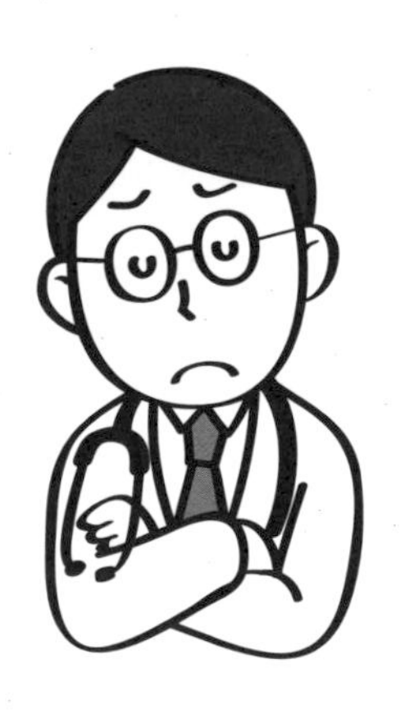

只是稍微行動不便而已，
醫生就說以後必須
持續接受治療。

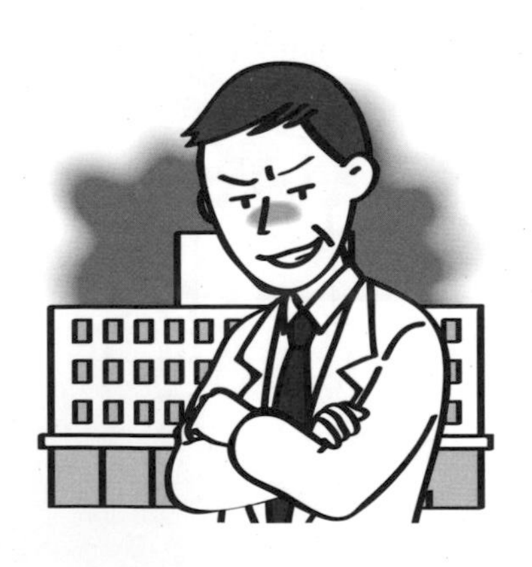

誰說我不注重健康？
才沒那回事，我精神很好，
那些什麼運動和穩定的治療
都是強人所難。

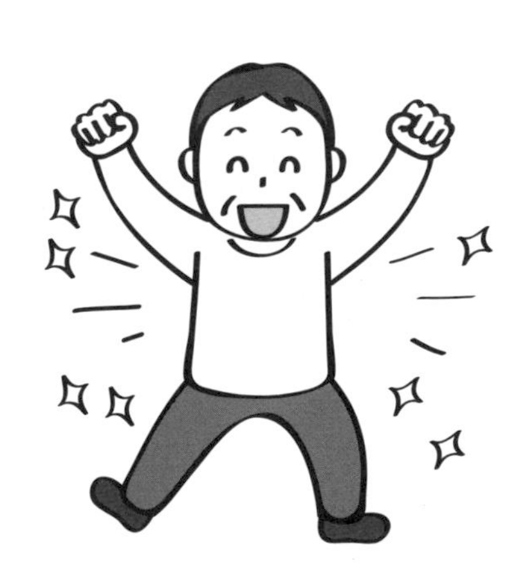

明明試了養生方法，
事實卻證明一點效果也沒有。
往後也不會有太大的改變吧！

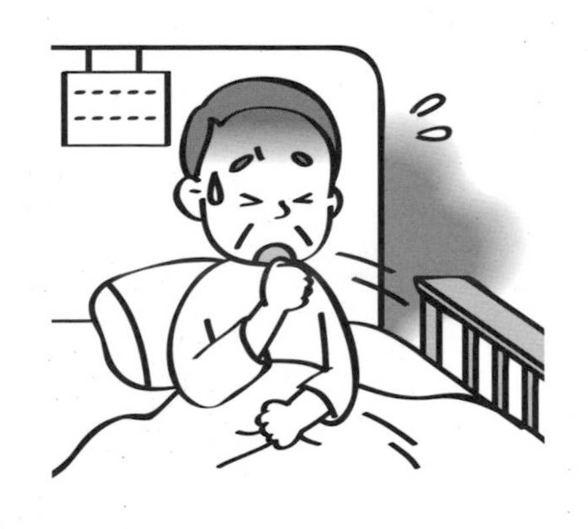

醫生說，

「要跟疼痛和症狀和平相處」，

意思是要我一輩子

忍受不便的生活嗎？

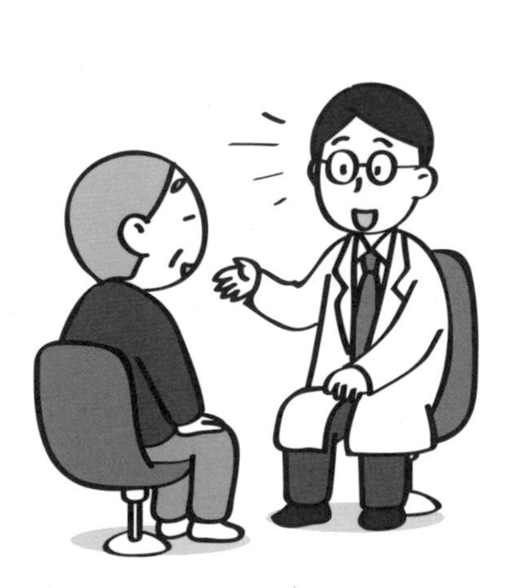

前言　並非所有的治療都能獲得患者認同

「只要可以消除這種疼痛就好！」

雖然一開始充滿鬥志地積極努力治療，卻還是半途而廢了……。

「患部（因為長年老化）正逐漸衰退，所以要避免增加物理上的負荷。」

聽到醫生這麼說，不管是誰都會小心謹慎、愛惜身體。話雖如此，但醫生還是會補充說明不同症狀的體操指導，並且叮囑著「一定要運動」。

「咦？那要做到什麼程度才不會有問題呢？」

「感覺很痛的時候就不要勉強做……。分成10階段，當疼痛指數在4以下時，就要開始運動。」

並非專業人士的患者既不懂如何拿捏輕重，也會覺得要逐一判斷確認很麻煩，最後總是無法持續下去。明明不久前原本的目的是要消除疼痛，後來卻又說「要和疼痛和平相處」，感覺一切都在開倒車……。

以前的我，也是這類型患者的其中之一。每當在治療上遇到挫折，就會因為疼痛而又去尋求別的方法。在我又氣又惱地和疼痛共處之時，得知順利康復的人都有一個共通點，那就是「姿勢」。

當我們伸展背肌時，在脊椎內的神經纖維中流通的神經傳導物質就會暢通無阻。脊椎的運動神經與腦部的運動區之間的連接傳導也跟著順利運作，而提高運動效果。只要「靠牆站」，就能簡單輕鬆地調整好姿勢，症狀也可以有所改善。

後來，開始針對骨科的門診患者，實行靠牆站的指導，從每兩個月進行一次的問卷調查結果中發現，調整好姿勢的人不但身體產生改變，連心情也有明顯的改善。

一旦姿勢正確，連外表也都變年輕了。沒有雙下巴，而且側臉看起來線條緊實。由於胸肌伸直，連帶強化了斜方肌和頸闊肌，血液循環及淋巴循環也獲得改善。因為臉部線條的鬆弛消失，外表給人的印象看起來都年輕了10歲左右。

除此之外，經過本院長期調查所發表的研究數據顯示，外表比實際年齡年輕的人骨量也比較多，可以預防骨質疏鬆症。

錯誤的姿勢是身體大小毛病的根源

「靠牆站」是經過醫學臨床驗證、可信度很高的治療方法。只要在睡前1分鐘進行，任何人都能簡單做到，也不需要使用特別的工具，只要有一面牆就可以了。即使是平常沒有運動習慣的人、需要靠拐杖或助行器、助行車等輔助工具的人，也都能輕易做到。

「不想以後臥病在床的話，就得保持正確姿勢。」
「只是維持平常的站立、步行姿勢，所以不會令人疲勞。」
「姿勢改變了，疼痛也會馬上消失。」

坊間充斥著各種矯正姿勢的保健方法。因此不用我特別說明，相信大家都很清楚，想要永遠健康地行動，姿勢有多麼重要了。

長時間維持同一個姿勢，就會想要伸展放鬆。這是因為長時間不動，對肌肉造成負擔，身體就會變僵硬。

即使只是站著，重力的因素也會對肌肉造成負荷。掛在脖子上的項鍊朝向的方向，就是地球的中心。我們的身體也是一樣，朝著地球的中心方向，由看不見的力量牽引著，另外還有地球自轉造成的離心力。

在這兩種力量的牽扯下維持重心，我們才能夠自由地站立、移動身體。所謂的重心，就是重力集中於一點運作的作用點。身體的重心在肚臍往下3公分、往內5公分處，俗稱「丹田」的地方。以醫學上的說法，重心則是在薦椎第二節一帶。所謂正確的姿勢，就是在靜止的姿勢時，力學上和生理學上都很穩定，頭部、軀幹的重心線在兩腳中心的狀態，也就是「只靠骨架站立」的狀態。如果維持這種姿勢，就不會對肌肉和肌腱造成多餘的負荷，這才是正確的姿勢，也可說是重心維持著良好的平衡。

下頁的照片是本院的病患。在進行靠牆站運動之前，即使是自然地站著，身體也往後方傾斜。儘管嘗試過各種保健方法，疼痛還是如影隨形，令他感到不安。然而經過2週的時間，只是持續在睡前靠牆站1分鐘，很快就恢復到正確的姿勢。

靠牆站 after

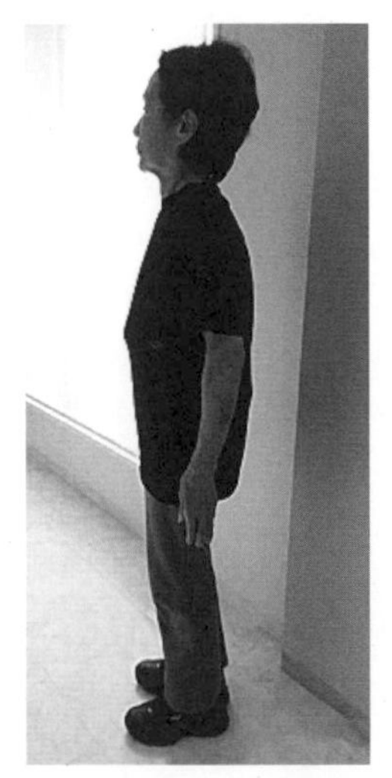

姿勢改善之後，連神經傳導、骨骼代謝、肌力維持、內臟功能的調整都獲得改善。

靠牆站 before

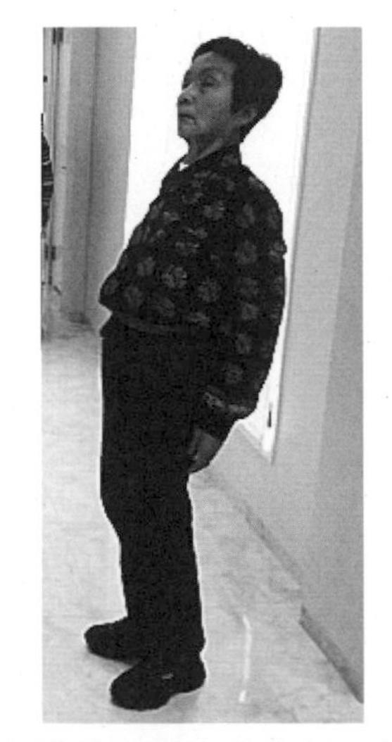

身體呈現不良的姿勢，對肌肉、骨骼造成負擔，因此疼痛無法減緩。

軀幹這個名詞，大家應該不陌生。軀幹由脊椎、胸腔及骨盆所組成，靠牆站能夠調整軀幹，這麼一來，身體的重心就會垂直朝向地面，也就不會對身體其他部位造成負荷，進而減輕了生物學上的壓力。

相對地，不良的姿勢無法迴避重力，導致骨骼和肌肉的血液循環不良，以致於供給養分給細胞、從細胞排出毒素等作用都無法順利進行。

如果姿勢不良，就會因為腰和背部彎曲而顯老態，但不僅如此，還會在不知不覺中白髮增生，出現皮膚暗沉、鬆弛、乾燥等肌膚問題，也容易造成消化不良、感冒（免疫力降低）等狀況，這都是因為各部位的細胞成分未能各司其職所致。

我們的身體平常是由骨骼、關節、肌肉、神經（脊髓、末梢）等，這些與全身運動相關的器官與組織相互連接傳導，進行著細胞之間的物質交換或訊息交換。只要調整好姿勢，就能促進這些流程更順暢，有效擊退老化，並且遠離疾病。

這就是身體與生俱來的自我恢復能力。

按下身體恢復的開關，就會像骨牌效應一般，一個牽動一個地發揮自我恢復能力。靠牆站是將身體的自動修復功能，提高到最大限度的一種力學性方法。

靠牆站產生的驚人變化

「即使不做ＯＡ體操（適合退化性膝關節炎的體操）也能消除疼痛。」

「令人苦惱的椎間盤突出，在不動手術的情況下根除了。」

「才2週的時間就可以不靠拐杖走路了。」

靠牆站的方法產生了各種變化。

在人體內，透過荷爾蒙和神經傳導物質的平衡調整，讓免疫機制得以運作下去。因此，姿勢調整好了，平常的生活動作就成了促進這種機制的運動，即使不做ＯＡ體操，也能讓疼痛減緩甚至消失。

來本院求診的病患中，也有許多膝部、背部疼痛，外出需要仰賴拐杖和助行器等輔助工具的人。只讓他們在自家連續2週實施睡前靠牆站，就產生了「靠輔助工具可以走2小時」或「可以不用休息連續行走30分鐘」等實質上的變化。

本院裡的病患以60到90歲為主，院內也為這些病患企劃了走台步表演。放下助行器或拐杖的病患，眼中閃爍著光芒，充滿拚勁地試著自己行走，就為了在半年後舉行的表演中當模特兒。

能自行管理自己的健康狀況的人，不論活到多少歲數，都會不斷選擇向自己的價值和可能性挑戰的人生。

在壽終正寢之前，想必大家都希望每一天能健康、積極地參與各種社會活動。然而，應該要面對並處理疼痛，還是要屈就目前的身體而不做改變？很多人其實難以確定自己的方向……。

不僅是有疼痛症狀的人會如此，如果是被醫生點名要改善生活方式的人，應該也經歷過不少這樣的掙扎吧？

我想向這些跟疼痛奮戰的人說，要找回年輕的開朗、鬥志甚或是外表，度過百歲人生時代的新地圖就是「靠牆站」。各位請和身邊重要的人、朋友，一起過著能夠自在行走的人生吧！

第1章 健康新常識！已獲實證的「靠牆站」驚人效果

第2章

啟動修復力！「靠牆站」能讓人活到老動到老

第3章 開始實踐吧！晚上睡前的1分鐘「靠牆站」訓練

第4章

找回健康力！利用「靠牆站」迅速根治症狀的實證分享

第5章

掌握黃金期！身體重返年輕的祕訣在於「睡前1分鐘」

第6章

全方位解痛！預防受傷與疾病的關鍵在於「日常姿勢」

第 1 章

健康新常識！已獲實證的「靠牆站」驚人效果

運動效果不明朗，讓你放棄醫院的治療建議？

◎在醫院裡被告知「疼痛的時候要靜養」，但如果不勉強自己配合運動，又得注意「肌肉萎縮、可活動範圍變小，狀況惡化」。

◎醫師叮囑「要運動！」，復健師也教了運動的方法，還看了與健康相關的書籍雜誌並嘗試跟著做，卻還是沒什麼成果……。

很多年長者、疼痛患者在這種思維下，對生活抱著不安與不滿情緒，但也只能無可奈何地度過每一天。

在日本，依據厚生勞動省的資料顯示，超過半數患有腰痛、肩膀痠痛、關節炎的老年人（65歲以上）不上醫院求診，或是接受醫院治療卻半途而廢。

明明身體不健康，為什麼視上醫院為畏途呢？

有自覺症狀率與回診率的比較

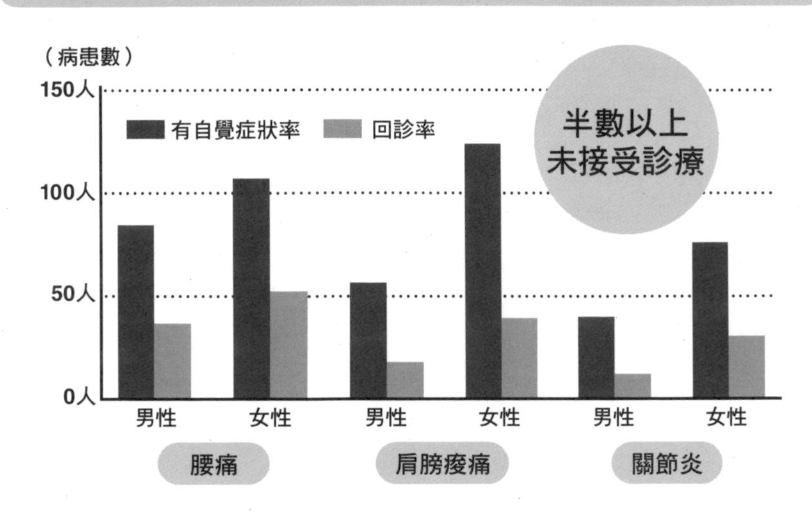

那是因為無法接受治療的方法。

也可能因為無法持續長距離步行。或者因為下樓梯時，身體會搖晃不穩、膝蓋會疼痛。

當覺得體力衰退、慢慢無法自在地移動身體時，腦海中不禁會閃過不安的念頭。「光靠這副破身體，真的能活到100歲嗎？」

雖然說現在是百歲人生的年代，但我們想要的不只是長壽。一如抬頭仰望藍天時的自由自在感，即使活到70歲、80歲，也期盼能想吃什麼就吃什麼、想去哪裡就去哪裡。希望可以擴大活動範圍，和朋友與家人度過歡樂的時光。

日本現今社會裡，勞動年齡人口佔總人口的6成，因此政府也積極地規劃適合「70歲退休」的環境。而且拜長壽之賜，視工作到70歲為必然的今日，「可行走自如的身體」可說是讓工作成立的必要條件。

你知道平均壽命和健康壽命的差別嗎？

我們的「平均壽命」（從出生到死亡之間的生存時間）不斷延長，遺憾的是，和「健康壽命」（在健康方面毫無問題而過著日常生活的時間）之間還有一大段差距。從左頁統計圖表可得知，男性平均有9年、女性平均大約有13年是需要支援或照護的期間。

男女的平均值則大約是11年（也就是四千天）。如果說這些年都必須過著臥床的生活，對當事人可說是相當漫長的歲月。

「雖然有上健身房，可是身體疼痛、僵硬，腳也常抽筋」。

「早上起床後，要移動身體很吃力，覺得樓梯很可怕，無法下樓」。

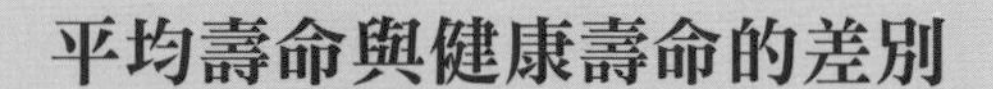

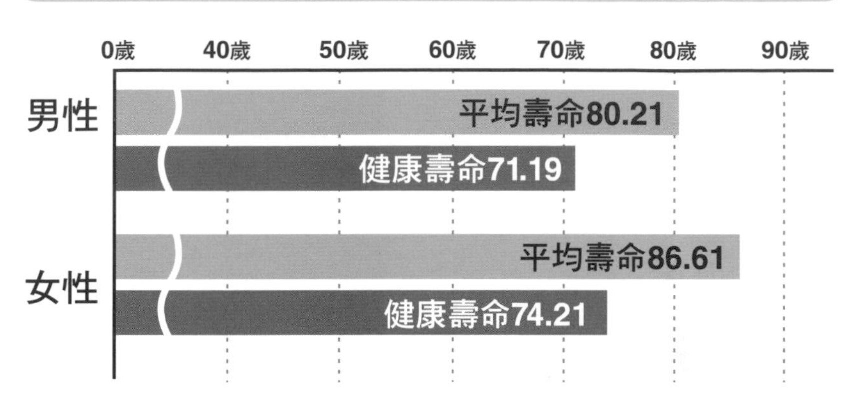

＊平均壽命：資料來自厚生勞動省「2013 年簡易生命表」
＊健康壽命：由厚生勞動省「2013 年簡易生命表」、「人口動態表」、「國民生活基礎調查」、總務省「2013 年推估人口」等數據估算

即使沒有特別的疾病，但只要什麼事都不做，體能就會降低。在面對壓力、呈現虛弱的狀態下，也會提高罹患併發症的風險。

舉例來說，假設健康的人感冒了，雖然出現倦怠感、食欲衰減、體溫上升等自覺症狀，但是幾天後也會痊癒。然而，如果體力變差的話，就會因感冒症狀惡化而轉變成肺炎。有些個案就是因為這樣的因素住院或造成臥床不起。也有人無法面對突如其來的環境驟變，而變得無法控制自己的情緒。於是，醫生或家人會將其視為認知機能衰退的症狀，進而漸漸陷入不健康的循環之中。

肉體疼痛的影響力會擴及心理與精神面

大家都希望在壽終正寢之前，能健康且積極地參與社會活動。然而，到底要面對疼痛還是要將就目前的身體狀況呢？總是找不到確定的方向……。這不只是身患疾病的人，如果是被醫生建議要改善生活方式的人，應該也有不少這樣的掙扎經驗吧。

疼痛本來就是很主觀的感受，無法與他人比較。

而且，不只是肉體的感受，疼痛也和社會生活、人際關係有關。

說到疼痛，很容易讓人聯想到肉體上的疼痛，但是，單純的肉體上的健康問題，也可能導致人生中不可承受之痛。這種疼痛會影響到社會生活、精神世界，進而延伸到哲學、倫理等領域。各種疼痛相互交織、影響，呈現在人生當中。

如果說，這種疼痛的原因是身體的姿勢不良所造成的呢？那麼只要恢復正確的姿勢就能消除了吧！

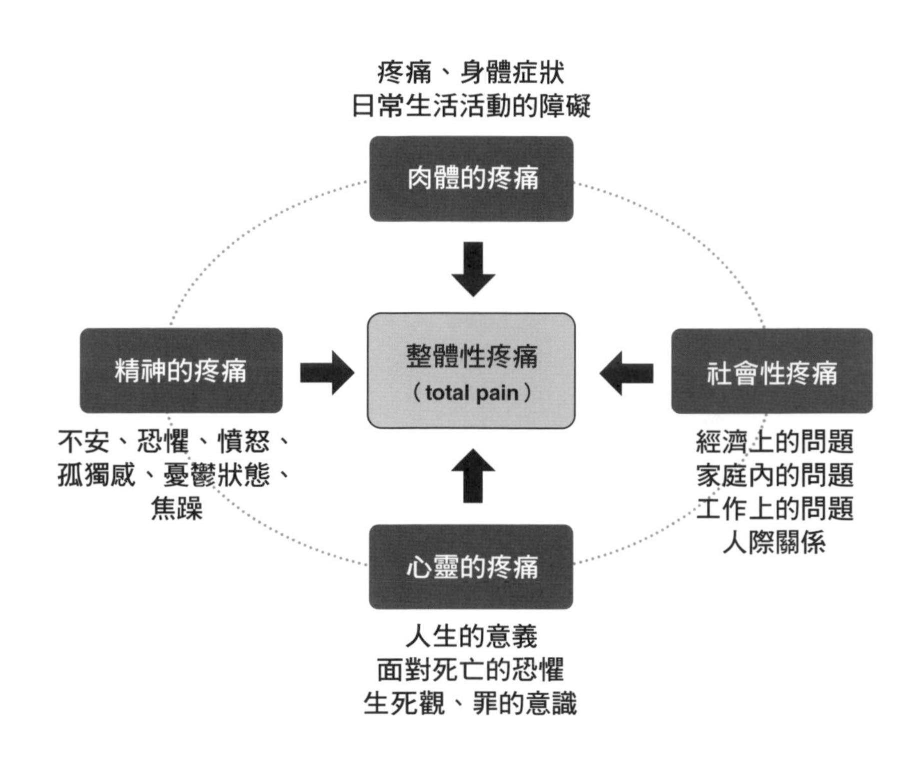

現在或許只是肉體上的疼痛，但稍有感覺到小小的疼痛，就得立即治療，才能進一步改變人生的劇本。

實際上，本院中60歲到90歲的病患，經過2個月左右的治療後，都感覺健康狀況獲得改善；經過6個月左右，可確認連心理層面和精神層面都朝積極方向前進。老年人特有的初期憂鬱症也轉好，而且對別人展現自己能獨立行走的姿態，在意識上也變得更認同自己的價值。我認為這就是整體性疼痛的解決方法之一。

老後需要看護的原因來自「運動器官的障礙」

據說在二〇二〇年舉辦東京奧運時，日本65歲以上的老年人將會達到總人口的3成。而在二〇一六年時，已佔27.7%，平均每4人就有1人是65歲以上，「老年人口比例」堪稱為世界第一，今後也朝高齡化加速邁進。透過東京奧運到日本遊訪的外國觀光客，或許能比日本人早一步體驗到高齡化的浪潮。

日本能夠支援這些老年人的健康，成為世界第一的長壽國，得歸功於全面性的保險制度。其國民總醫療花費有近4成使用在75歲以上的老年人，醫療看護費用超過40兆日元（約11兆台幣），相當於東南亞中小國的國家總預算規模。對日本而言，這可說是一項緊急課題。

個人以為，這種狀況可以靠每一位國民的努力來克服，進而成為世界其他國家的榜樣。因為老年人需要支援、需要照護的原因，以「運動器官的障礙」佔最大的比例。在運動器官的障礙中，有11%是因關節疼痛使得身體無法動彈的關節疾病，而有12.2%是因

需要支援、需要照護的原因

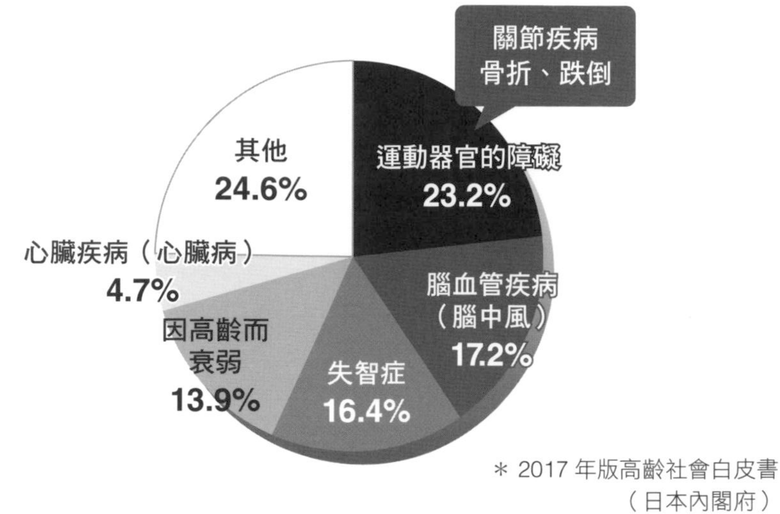

＊ 2017 年版高齡社會白皮書
（日本內閣府）

骨折跌倒，造成疼痛而無法活動身體。

由臨床資料可知，這些狀況會導致腰、腿的肌力衰退，關節的可活動範圍減少，因此陷入身體更加無法活動的惡性循環。另外，由於高齡而導致的衰弱，只要能克服運動器官的障礙，就可以獲得相當程度的改善。

當身體無法活動自如時，就無法從事自己愛好的興趣、購物或旅遊等活動，漸漸地變得足不出戶，生活的樂趣也隨之減少。當人生的品質產生陰影後，就如同前面所說，在家庭裡和社會上的人際關係也會變得令人感到痛苦。

「即使上了年紀，也不希望拖累到孩子。」

這種觀念在我們父母的年代已然產生，不論經歷幾代傳承，都已成為家族的共通價值觀。為了延續這種價值觀，也為了自己、家人、國家，甚至擴大到全世界，靠自己的力量行走是不可或缺的要件。而能讓我們行走自如的關鍵，就是健康的「骨骼」。

活到一百歲還能行走的關鍵在於「骨骼」

「為了能用自己的雙腳走路所做的訓練。」

一聽到這樣的話，或許有人會聯想到蹲馬步等肌力訓練吧。

當然，肌力肯定很重要。但是，走路時支撐我們身體的基礎就是「骨骼」。有關鍛鍊骨骼的重要性，將會在第2章中詳細說明。骨骼一旦虛弱，附著於上面的肌肉也會衰退，進而引發稱為「衰弱（frail）」的前期症狀。這是指對壓力的抵抗力變差、整體生活機能衰退的「衰弱」或「衰老」的意思。

在下列5個項目當中，如果符合3項以上就是「衰弱」。假如符合2項，則判斷為前期階段的「衰弱前期」。

衰弱惡化程度的自我檢查

☑體重減少：在未計劃的狀況下，一年內減少4.5公斤或5％以上的體重。
☑容易疲倦：不論做什麼事情，每週有3～4天會覺得很麻煩。
☑步行速度降低。
☑抓握力降低。
☑身體活動量降低。

一如檢查項目所示，不只是體重減少和肌力衰減等肉體上的變化，也包含容易疲倦等精力的衰退。假如身體呈現衰弱的狀態，就會提高併發症的風險，也會陷入抗壓力衰退的狀態。

此外，雖然有活動的力氣，但因為疼痛而持續過著不想走路、不願意活動身體的生活，那麼肌肉量、肌力就會衰減，陷入「肌少症（sarcopenia）」的狀態。

身體就這樣日復一日地減少肌肉量和骨量，等到發現有問題時，已變成需要支援或照護的「運動障礙症候群（locomotive syndrome）」。

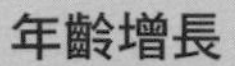

年齡增長

低營養＋
身體活動不足

衰弱frail
（虛弱化）

精神上的衰弱　肉體上的衰弱　社會上的衰弱

運動障礙症候群的導因

骨骼	肌肉	關節
骨密度降低 （骨質疏鬆症）	肌肉減少 （肌少症）	關節的 發炎、變形

臥床、需要照護

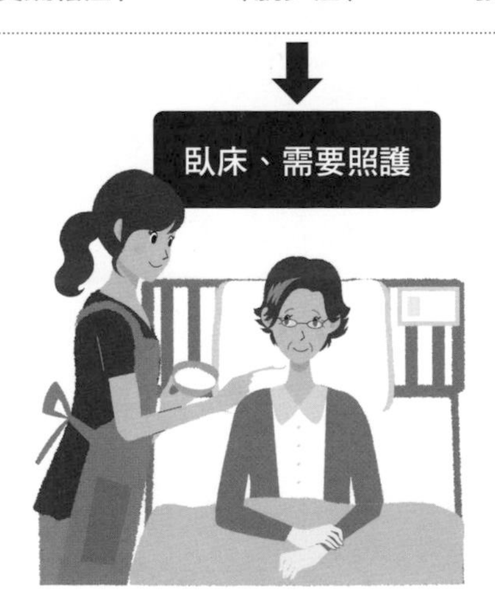

所謂運動障礙症候群，就是運動器官症候群。原因出在移動身體的器官如骨骼、關節、肌肉、神經等運動器官的衰退，也就是「站立」、「行走」等日常生活機能衰退的狀態，如果狀況持續惡化下去，會提高需要看護或臥床的風險。日本整形外科學會（編註：日本的整形外科類似台灣的骨科，針對骨頭、關節、肌肉進行診療）於二〇〇七年，基於人類即將面臨前所未見的超高齡化社會，從而提倡了這個概念。

因為沒有運動習慣或活動量偏低，形成身體衰弱或肌少症，這就是導致運動障礙症候群的開端。然而，運動障礙症候群並非突發症狀，而是經年累月地悄悄靠近，這也是導致健康壽命縮短的根源。

例如，骨密度降低是身體衰退的徵兆之一。骨密度在20歲左右達到高峰，不論男女都會在50歲左右開始變脆弱。所謂骨質疏鬆症，就是指骨質或骨量偏低的狀態，稍微打一個噴嚏或伸懶腰等微小負荷，也會造成脊椎的壓迫性骨折。此外，若身體失去平衡而摔倒骨折，甚至會演變成臥床或需要照護的嚴重事態。

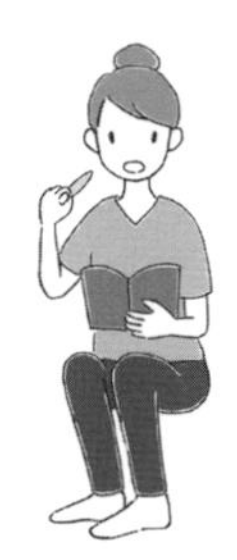

沒有運動習慣的生活

太瘦或肥胖

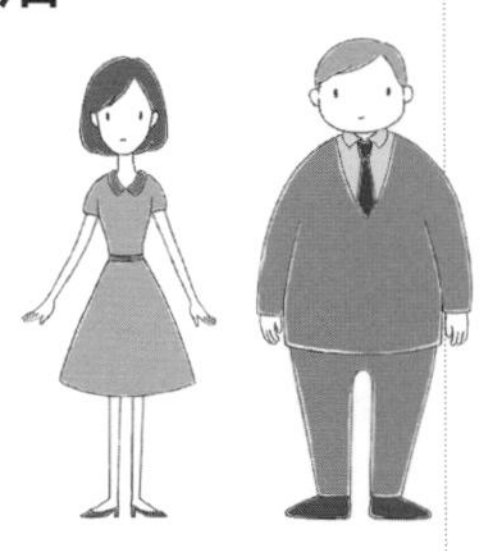

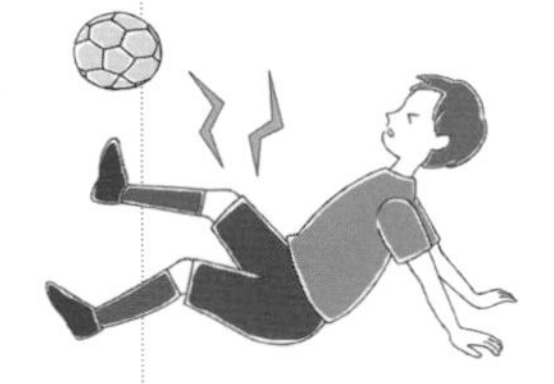

過度運動或意外
造成肢體傷害

對疼痛或倦怠感置之不理

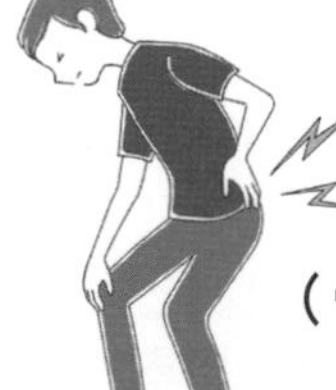

引發運動器官疾病
（骨質疏鬆症、退化性關節炎、
退化性脊椎炎）

需要照護、支援

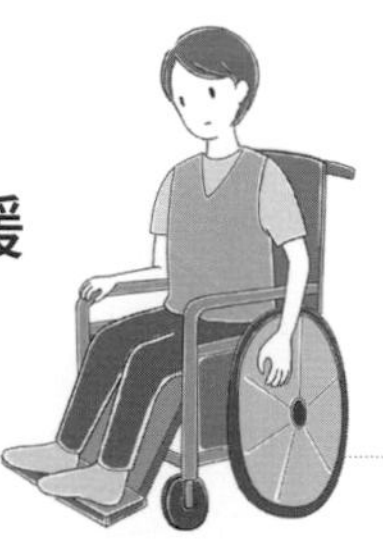

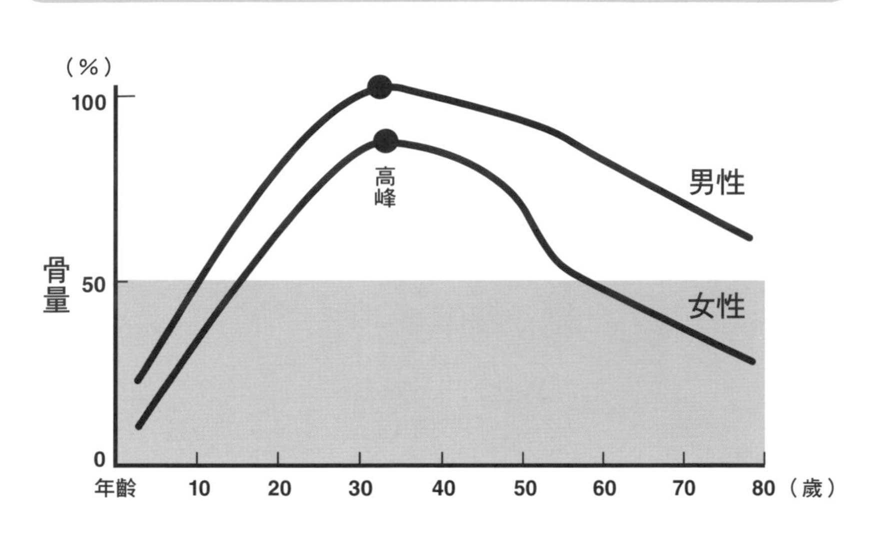

什麼都不做恐會導致「運動障礙症候群」

前面已經提過，運動障礙症候群並沒有自覺症狀，病情是悄悄地惡化。瞭解自己是否屬於「運動障礙症候群」的危險群，才是解決問題的第一步。請先確認自己的生活是否符合以下7項的描述。

結果如何呢？只要其中有1項符合，可能已經罹患運動障礙症候群了。即使是30歲的人，透過運動障礙度診斷，也會出現符合描述的人。實際上，根據資料顯示，在年輕女性（20～30

運動障礙症候群診斷

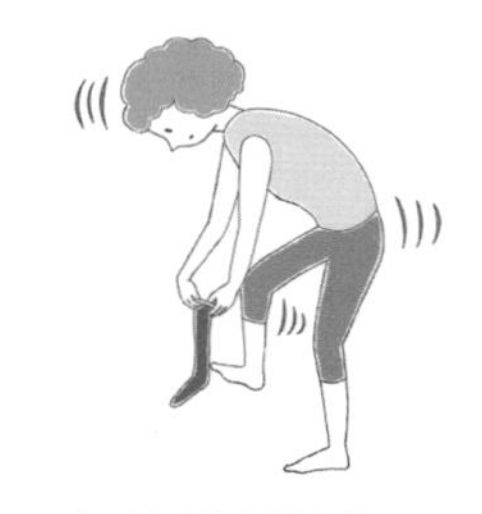

☑無法單腳站立穿襪子

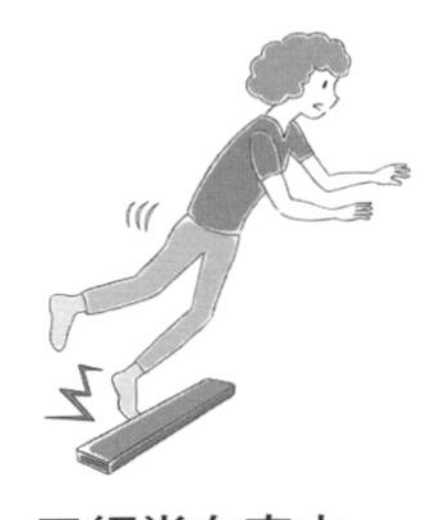

☑經常在家中絆倒或滑倒

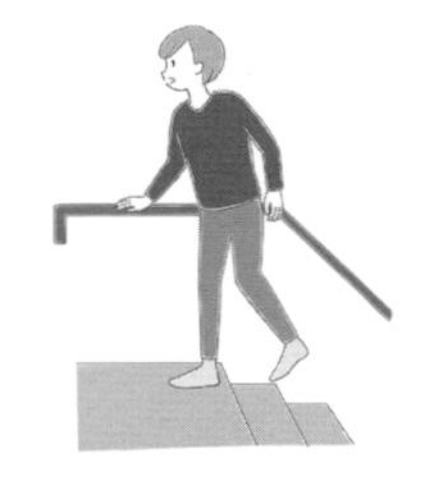

☑爬樓梯需要扶手

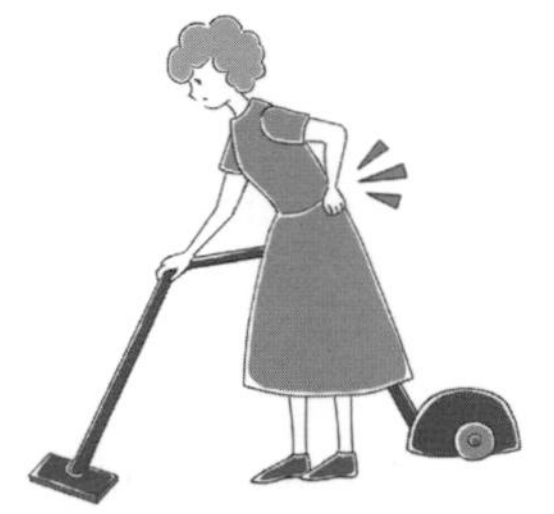

☑從事稍微粗重的家務（例如使用吸塵器、搬棉被等）會很吃力

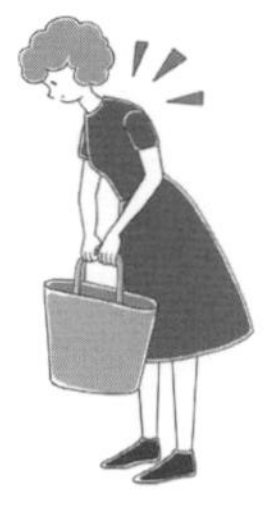

☑買了2公斤左右的東西（約2盒1公升的鮮奶），提著拿回家有困難

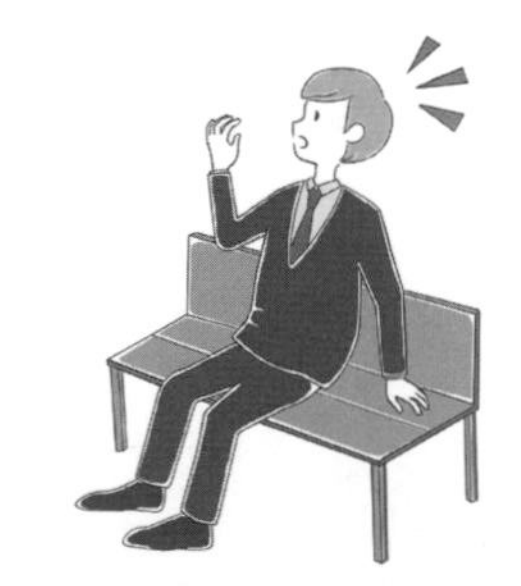

☑無法持續步行15分鐘

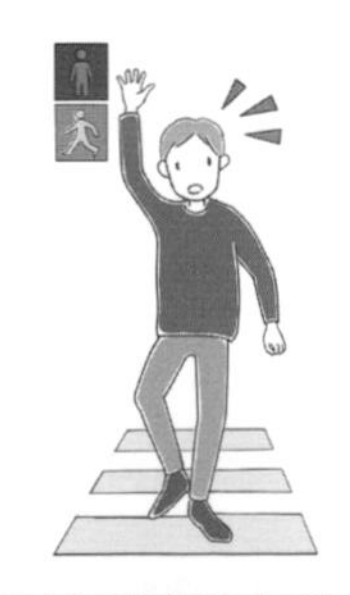

☑穿越馬路時無法在綠燈秒數內通過

出處：挑戰運動障礙！推廣協會官網

歲）當中，約三分之一的人患有運動障礙症候群。運動障礙的成因，不能斷言只有年齡問題，缺乏運動、極端的減重、飲食生活不固定也會造成影響。

運動障礙症候群的成因，是由衰弱狀態引起的「運動機能衰退」以及「運動器官的疾病」。所謂運動機能衰退，就是指肌力、柔軟性、平衡感偏低。

年輕卻患有運動障礙的人，大多屬於未能用到腳的必要肌力、或偏重於一方的使用方式。沒有使用的肌肉，其末梢神經不易發揮作用，因此關節也同樣因僵硬而失去柔軟性。因為疼痛而不動的話，肌肉就會萎縮並漸漸變得更僵硬。

此外，平衡感有賴於足以吸收重心搖晃度之軀幹的強度、肌肉的柔軟性、腰大肌等支持軀幹肌肉的肌力。說句題外話，維持平衡感主要與小腦、內耳的三半規管的作用有關，因此訓練平衡感也能順便訓練腦力。

總之，當肌肉、關節、神經、骨骼之間合作無間，身體才能活動自如。只要其中之一的機能惡化，動作就會變得笨重僵硬。

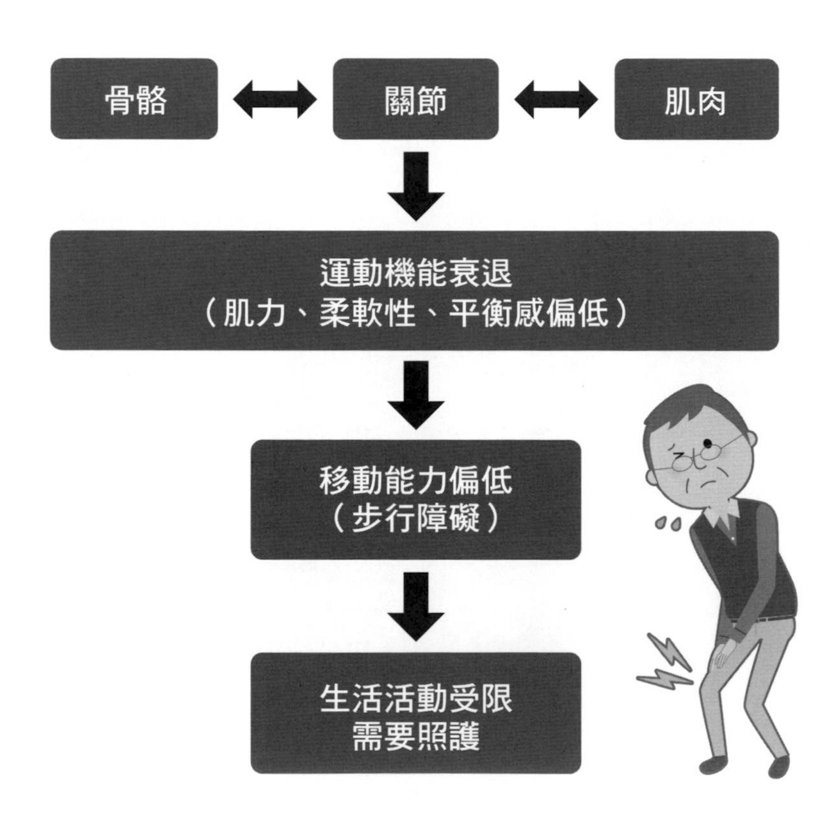
骨骼
關節
肌肉
運動機能衰退
（肌力、柔軟性、平衡感偏低）
移動能力偏低
（步行障礙）
生活活動受限
需要照護

運動機能衰退會引發運動器官的疾病

當運動機能衰退的情形持續惡化下去，就會引發「運動器官的疾病」。以下針對較具代表性的疾病來說明。

①骨質疏鬆症

由於骨量偏低而使骨密度降低，導致骨骼因脆弱而變得容易骨折的疾病。因骨折而妨礙到自主機能，可能導致需臥床等情形，造成生活品質降低，也是日常生活動作受限的一大主因。

如果是強度降低的骨骼，那麼**就算是打噴嚏等微不足道的小衝擊，也可能會造成骨折**，這就稱為「脆弱性骨折」。一旦患有「脊椎壓迫性骨折」等狀況之後，由於身高縮減等脊椎變形或脊椎受到壓迫的狀態，也會擴大引起心肺功能降低、消化器官疾病或神經障礙等全身性的併發症。

也有許多案例是沒有自覺症狀，在健康檢查中才意外得知發病的情形。

②退化性關節炎

在關節之間扮演緩衝器的軟骨受到磨損，導致骨骼發生關節炎或變形的疾病。**不僅老年人，也是中高齡者常見的疾病**，主要症狀為腫脹、疼痛，也會導致可活動範圍受限、關節變形等症狀。

常見於下肢關節的股關節或膝關節，還有頸椎、腰椎等部位發病，原因為支撐關節的肌肉的肌力衰退或正位（alignment）不良。假如骨骼或關節的位置能固定在本來應有的狀態，就可以預防症狀發生。

不管關節炎的程度如何，有許多案例都是先進行訓練股四頭肌等的運動療法，或者使用矯正輔具等進行日常生活指導。

倘若連這樣都無法獲得舒緩、對日常生活依舊造成不便時，則會選擇截骨矯正手術或人工關節置換手術療法。

③椎管狹窄症

從頸部到腰部，構成脊椎的椎骨中間的空洞就是「椎管」，因為從其中穿過的神經受到壓迫，導致手腳疼痛或麻痺等症狀的疾病。發生的部位以腰部居多，其次是頸部。

中老年人的腰椎椎管狹窄症，患病率超過10%。

原因在於變形性脊椎症等，這些因年紀增長而脊椎變形的狀況佔大半，壓迫到第4、5節腰椎的神經根，導致神經組織的血液循環障礙。也有因為症狀嚴重而導致膀胱直腸障礙的案例。

由於有很多情況是可以自然痊癒的，因此會以強化腹直肌群和背肌群為治療方式，積極進行擴大關節可活動範圍的運動療法（當脊髓神經根的整束馬尾神經受到壓迫時，會因神經障礙的種類而有不同情況，也有建議需要手術的案例）。

**患有疾病
感覺疼痛**

↓

**疼痛到無法
活動身體**

放棄活動

**運動機能
加速衰退**

**需要照護
與輔助**

運動器官的疾病也可能會出現自己未發覺的症狀，因此不要自行判斷，接受醫生診斷有時也是改善症狀的捷徑。

不論是「運動機能衰退」或是「運動器官的疾病」，透過本書的運動療法，都可望能恢復正常生活。但是，假如是腦部障礙等其他疾病造成運動障礙症候群，這樣的情形就排除在外。

從腰痛開始解決！「靠牆站」運動的誕生祕史

以前向患者介紹改善運動障礙症候群的運動療法，主要是選擇單腳站立和深蹲，再加上提腳跟和弓步深蹲。會視個人的體力進行訓練。基本上以10次為一組動作，每天進行3次，這算是比較容易做到的運動療法。但是，對於會疼痛或可活動範圍受限的人來說，卻有難以實踐的困難。

此外，也有因為「沒時間」、「很無趣」、「感受不到實際效果」等狀況，而不認真投入訓練的案例。本院也無法審查病患的情況或狀態並加強指導，因此現況就是訓練的持續性及效果性偏低。

有些人因為骨質疏鬆症、退化性關節炎、椎管狹窄症等無法獲得改善，而採取局部注射治療或服用藥物等保守療法以減輕疼痛，無可奈何地過著與疼痛和行動不便相伴的生活。

於是，我想到了曾經改善我自己椎間盤突出、膝關節炎、急性腰痛（閃到腰）的毛病，讓身體恢復原樣的那個正確姿勢，希望能讓病患試試看。

自從我在25歲那年發生閃到腰的情形以來，至今總共閃到腰3次。其中一次嚴重到被送上救護車，甚至討論是否有開刀的必要。

從10年前開始，症狀開始惡化，腳每天都會長時間抽筋，對自己的健康感到很不安。平常透過薦骨神經局部注射緩和疼痛，遇到出門旅行等情況時，即使沒有疼痛感，但如果不事先進行局部注射預防疼痛，就會害怕到不敢外出旅行。現在回想起當時的情景，充滿了擔心未來無法行走的不安。

我那位擔任骨科醫生的先生，以前曾提醒我走路姿勢不良，將來會造成膝蓋疼痛，但是當時的我不以為意，還氣得拒絕他的善意提醒。

然而，在一次行駛於高速公路上，因兩腳抽筋而緊急停車時，我才驚覺再這樣下去可能會發生車禍或受傷，往後或許要過著坐輪椅生活的恐懼感襲捲而來。想到以前被要求矯正姿勢，因此開始實踐「靠牆站」的復健訓練。

結果，不到2個月的時間，腰、腿的不舒服症狀不見了，也不需要服藥或注射治療。以前因為單腳的脛前肌過於僵直，導致小腿的肌肉萎縮變形，但現在腿形也恢復原貌了。

當我腦海裡閃過以前飽受折磨的疼痛經歷後，希望能幫助跟我一樣深陷相同痛苦的人，因此請患有運動器官疾病的人嘗試靠牆站訓練。於是，原本以為上了年紀而放棄治療的疼痛和行動不便等症狀，都得到了改善。

「靠牆站」真的有效嗎？來看醫療實證怎麼說

「靠牆站」真的可以在醫療現場當成運動療法付諸實踐嗎？為了找出解答，本院開始對此進行驗證。

驗證的內容是針對60～80歲的男女病患共54位（男性11位、女性43位），指導以靠牆站的方法恢復正確的姿勢，然後以正確的姿勢進行深蹲訓練提升肌力，並指導正確的行走方法。

過程中，要求每一位病患在檢查表裡記錄在家中實施的訓練，並每兩週確認一次檢查表的內容（另要求病患在做靠牆站訓練時，一邊唱著可配合音樂旋律的改編歌詞一邊實行）。

經過1～3個月之後，利用日本整形外科學會推薦的3種運動障礙度測試（「起身站立測試」、「2跨步測試」、「檢查身體狀態與生活狀況的運動障礙25問卷檢測」）以及「握力測試」、「30秒的椅子起身站立測試（CS-30測試）」、「骨質密度測試（DXA）」等，總共進行了6項檢查，並且依據病患的感想進行評估。

就我們的認知裡，從未有過以如此嚴密的指標，對運動障礙度的改善進行評估。評估的結果，不論是哪一個項目，雖然有程度上的差異，但效果都獲得認可。指數的改善相當明顯，遠超乎我們一開始預期的想像。

Ⅰ 起身站立測試

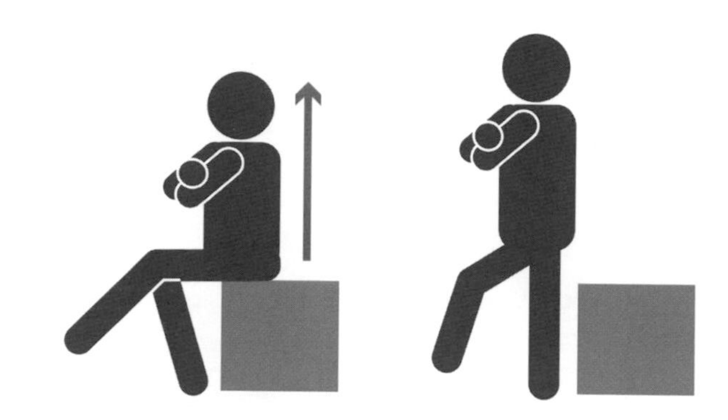

運動障礙度1 無法以單腳從40cm的高度起身站立

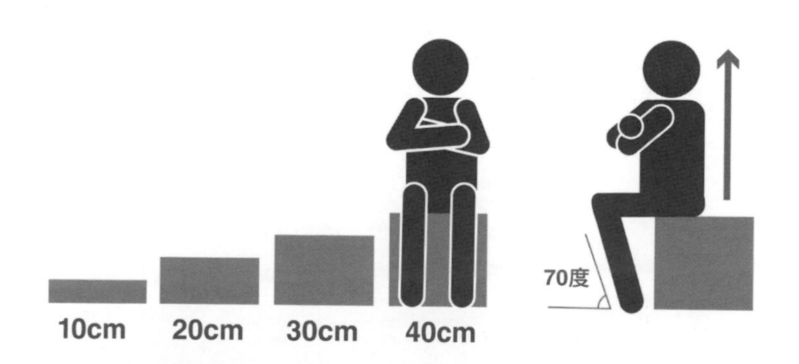

運動障礙度2 無法用雙腳從20cm的高度起身站立

出處：挑戰運動障礙！推廣協會官網

II 2 跨步測試

2跨步值的計算方法

2跨步寬（cm）÷ 身高（cm）＝ 2跨步值

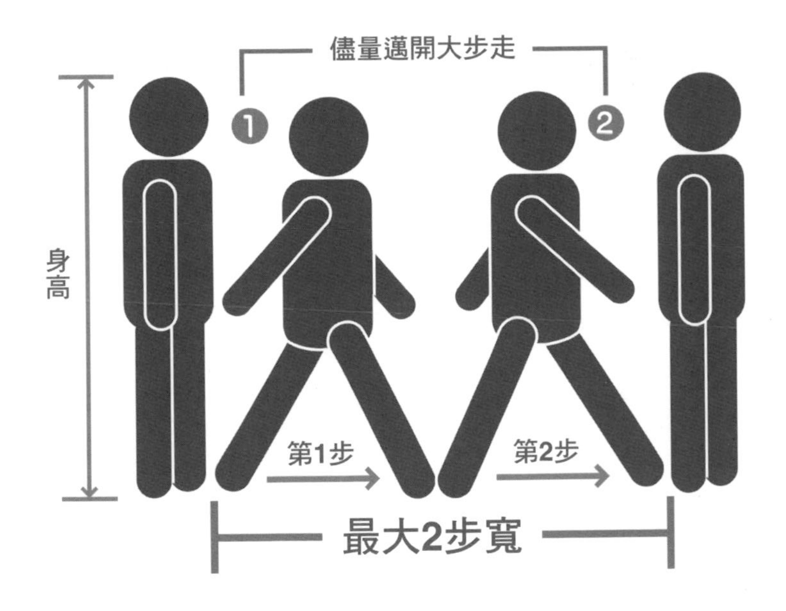

運動障礙度1　**2跨步值未達1.3**

運動障礙度2　**2跨步值未達1.1**

出處：挑戰運動障礙！推廣協會官網

III 運動障礙 25 問卷檢測

透過25個檢查項目，將最近1個月裡的身體疼痛和日常生活指數化，做為生活品質指數（Quality of Life，簡稱QOL）的測試。

詢問這1個月裡關於身體的疼痛等狀況						
Q1	頸、肩、手腕、手的某個部位有疼痛感（包含麻痺）？	不痛	有點痛	普通疼痛	相當疼痛	非常疼痛
Q2	背、腰、臀部的某個部位有疼痛感？	不痛	有點痛	普通疼痛	相當疼痛	非常疼痛
Q3	下肢（鼠蹊部、大腿、膝部、小腿肚、小腿、腳踝、腳）的某個部位有疼痛感（包含麻痺）？	不痛	有點痛	普通疼痛	相當疼痛	非常疼痛
Q4	日常生活中活動身體時有什麼樣程度的不便感？	不會不便	有點不便	普通不便	相當不便	非常不便
詢問這1個月裡的日常生活情形						
Q5	從床上起身、躺下的動作，有多少難度？	沒有難度	有點難度	普通困難	相當困難	非常困難
Q6	從座位上站起來有多少難度？	沒有難度	有點難度	普通困難	相當困難	非常困難
Q7	在家中行走有多少難度？	沒有難度	有點難度	普通困難	相當困難	非常困難
Q8	穿脫襯衫有多少難度？	沒有難度	有點難度	普通困難	相當困難	非常困難
Q9	穿脫長褲、內褲有多少難度？	沒有難度	有點難度	普通困難	相當困難	非常困難
Q10	上廁所有多少難度？	沒有難度	有點難度	普通困難	相當困難	非常困難
Q11	洗澡時擦洗身體有多少難度？	沒有難度	有點難度	普通困難	相當困難	非常困難
Q12	上下樓梯有多少難度？	沒有難度	有點難度	普通困難	相當困難	非常困難
Q13	快步行走有多少難度？	沒有難度	有點難度	普通困難	相當困難	非常困難
Q14	要出門時，整理儀容有多少難度？	沒有難度	有點難度	普通困難	相當困難	非常困難
Q15	在不休息的狀況下，可以持續行走多遠（請選擇最接近的答案）？	2～3km以上	1km左右	300m左右	100m左右	10m左右
Q16	外出到居家附近有多少難度？	沒有難度	有點難度	普通困難	相當困難	非常困難
Q17	購買約2kg左右的物品（約2盒1公升的鮮奶）、提著拿回家有多少難度？	沒有難度	有點難度	普通困難	相當困難	非常困難
Q18	搭乘電車或公車外出有多少難度？	沒有難度	有點難度	普通困難	相當困難	非常困難
Q19	處理簡單的家務（用餐的準備及善後工作、簡單的收拾整理）有多少難度？	沒有難度	有點難度	普通困難	相當困難	非常困難
Q20	處理稍微吃重的家務（使用吸塵器打掃、拿放棉被等）有多少難度？	沒有難度	有點難度	普通困難	相當困難	非常困難
Q21	運動或跳舞（健走、游泳、槌球、舞蹈等）有多少難度？	沒有難度	有點難度	普通困難	相當困難	非常困難
Q22	是否有減少和親人、朋友的交流時間？	沒有減少	減少一點	減少部分	減少很多	完全避免
Q23	是否有減少參加地區舉辦的活動、節慶？	沒有減少	減少一點	減少部分	減少很多	完全避免
Q24	是否會擔心在家裡摔倒？	不擔心	有點擔心	普通擔心	相當擔心	非常擔心
Q25	是否會擔心無法往前邁步？	不擔心	有點擔心	普通擔心	相當擔心	非常擔心
請登記解答數 →		0分＝	1分＝	2分＝	3分＝	4分＝
請加總回答結果 →		總計 分				

出處：挑戰運動障礙！推廣協會官網

運動障礙度1 7分以上

運動障礙度2 16分以上

Ⅳ 握力測試

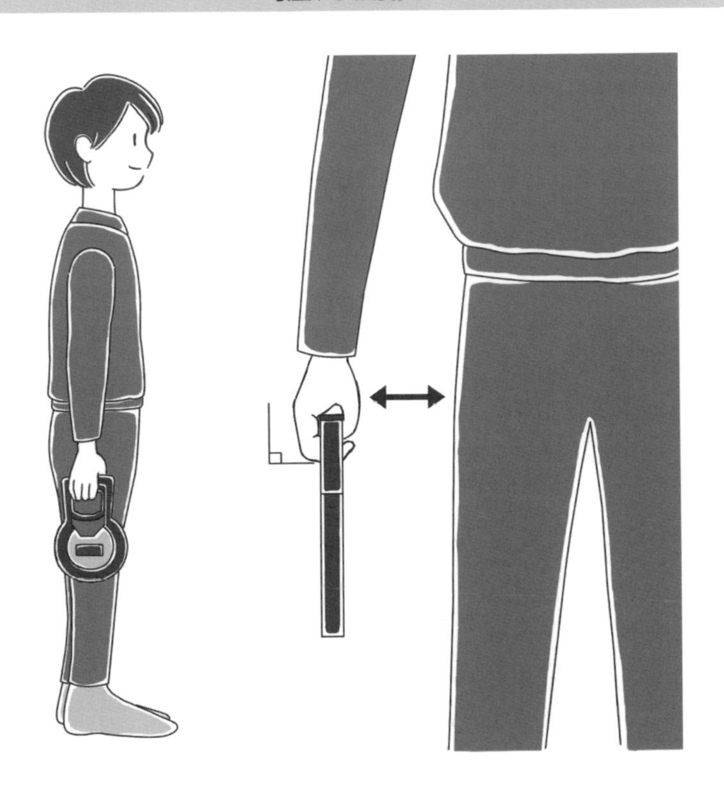

握力與其他的肌力檢查（腳趾的緊握力、股四頭肌的肌力）、全身的肌力（骨骼肌率）有很高的關連性，也常用來做為老年人肌少症的診斷標準之一。另外，如果握力衰退，和失智症的發病風險也有關聯性。

V 30 秒的椅子起身站立測試（CS-30 測試）

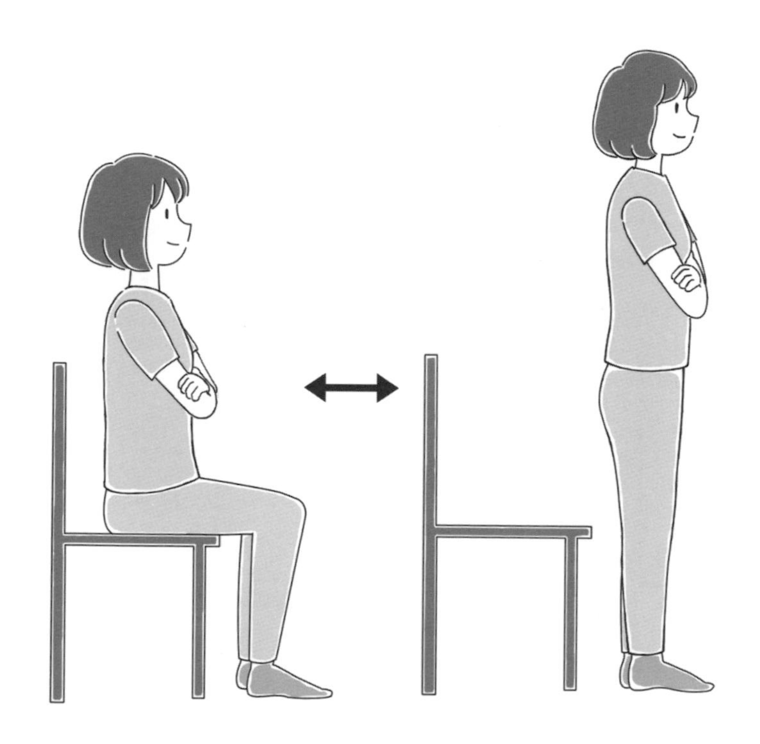

這個測試會製作出5個階段的性別年齡分級評估表，不只是健康的老年人，也是可以明確確認關乎虛弱老年人的自立度的檢查項目。

檢測方法是從40cm高的台面或落差的椅子上，在30秒內檢測可以進行幾次的起身站立和坐下。

VI 骨質密度測試（DXA）

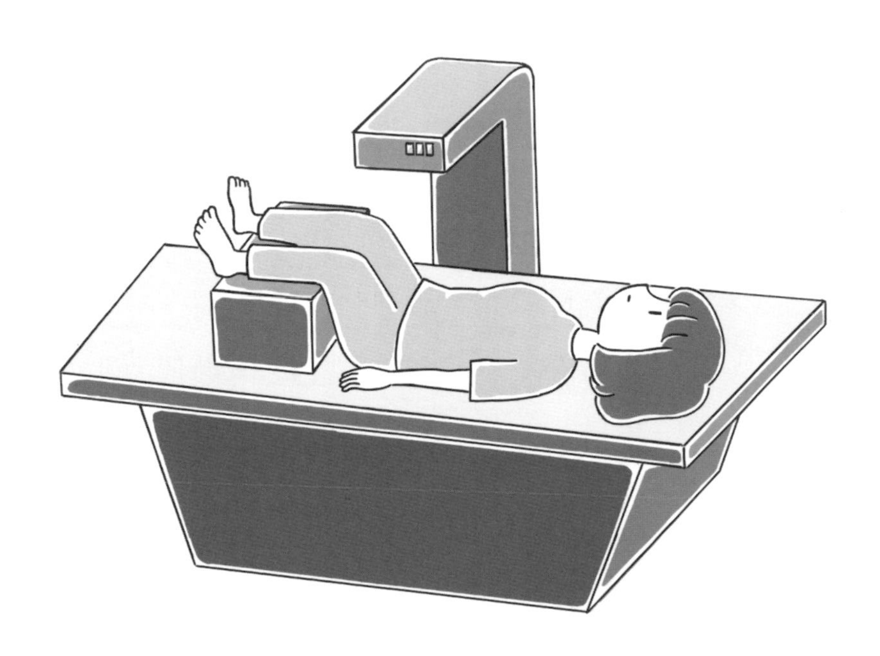

使用雙光子吸收檢測法（**DXA**法），照射**2**種不同能量的**X**光，檢查腰椎內的鈣、鎂等礦物質成分量，將骨密度數值化，並且以此做為骨質疏鬆症的判斷標準。

測試結果

I 起身站立測試

上升（16%）
維持現狀（78%）

上升、維持現狀佔94%（51人／54人），判斷為有效。維持現狀的結果居多，是因為運動療法只有為期1～3個月，和只以10cm的間隔來評估，因此數值不易上升。而且，雖然結果的數值是維持現狀，但是比起上次能輕鬆站立的人卻增加了。

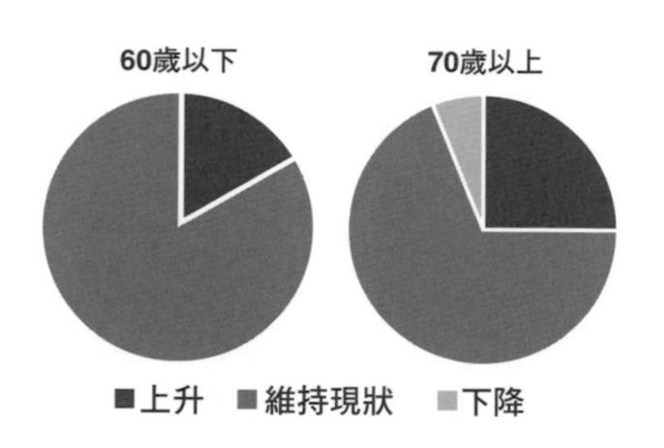

分齡參考值	
	男性
60歲以下	單腳40cm
70歲以上	雙腳10cm

分齡參考值	
	女性
60歲以下	單腳40cm
70歲以上	雙腳10cm

II 2跨步測試

上升（62%）
維持現狀（14%）

效果看起來最顯著。這是因為以公分的小數值做為評量單位，所以容易看出上升的狀況。測試結果為運動障礙度0的有2人、運動障礙度1的有9人、運動障礙度2的有43人。但是運動障礙度偏高的是70歲以上的族群，因此可以視為有明顯上升。

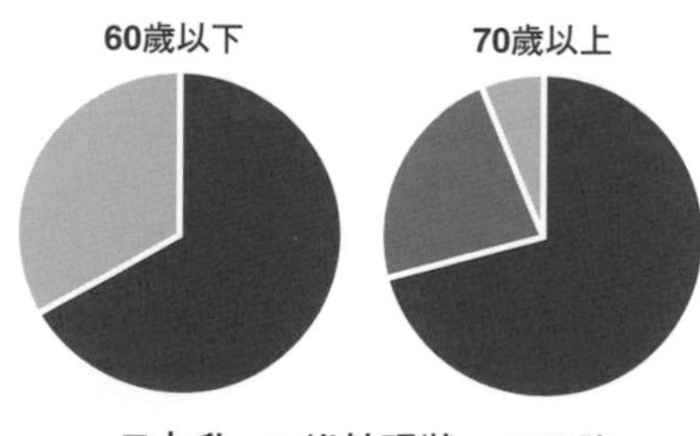

參考值		
運動障礙度0	1.3以上	沒有問題
運動障礙度1	1.1～1.3	活動機能開始降低的狀態
運動障礙度2	1.1以下	活動機能偏低且持續惡化的狀態

III 運動障礙25問卷檢測

上升（80%）
維持現狀（17%）

只要置之不理，運動障礙度就會持續惡化，這是一般常見的狀況，因此必須思考會出現上升或維持現狀的結果。此份問卷檢測是針對身體的狀態、生活狀況進行調查的問診量表，以滿分100分做為評估，上升率80%是本人自我評估有好轉的結果。

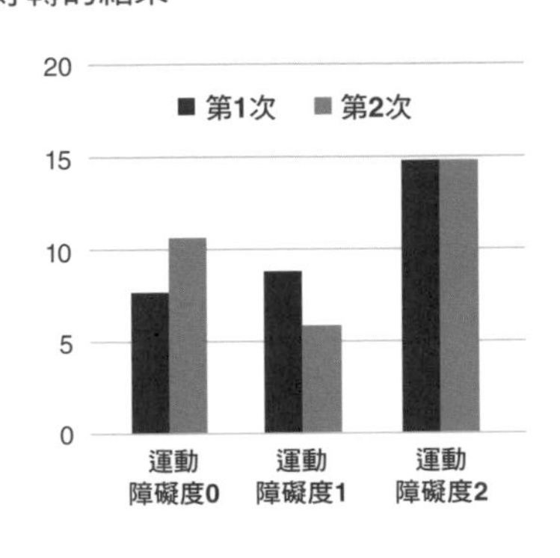

參考值		
運動障礙度0	7分以下	沒有問題
運動障礙度1	7～15分	活動機能開始降低的狀態
運動障礙度2	16分以上	活動機能偏低且持續惡化的狀態

IV 握力測試

上升（41%）
維持現狀（3%）

雖然是很簡單的檢查，但是握力和全身肌肉之間的關連性很高是不爭的事實。上升率高達41%，由此可知靠牆站的動作具有增加全身肌肉量的效果。左手的握力比右手上升率高，是因為日本人以右手為慣用手居多，也有可能是因為落枕或手痛所致。然而，由於左手的握力增進和維持率高達66.7%，因此可以判斷日常生活當中必要的肌肉量、肌力增加了。

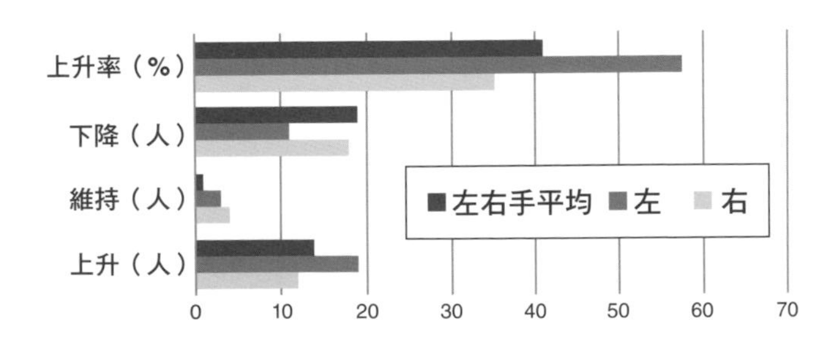

V CS-30測試

上升（72%）
維持現狀（17%）

從上升（72%）、維持現狀（17%）的數值，可以明確判定靠牆站對於提升運動機能的效果非常顯著。可知來自腦部的神經傳導速度快速，並能正確地傳導到末梢。

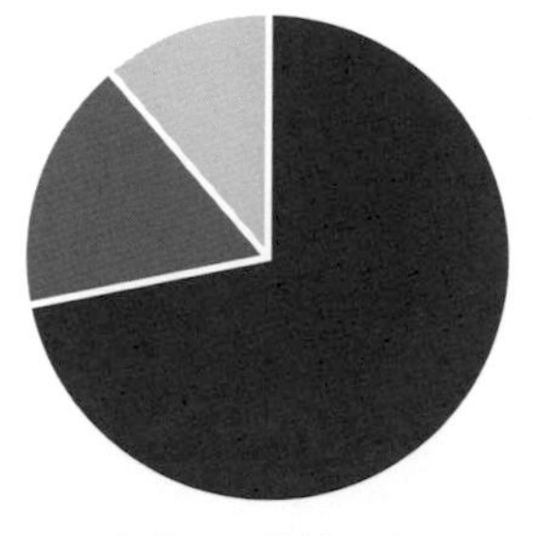

VI 骨質密度測試

上升（35%）

一般而言，在短時間之內很難看出骨密度的上升，儘管如此，但還是看到了在短期間上升35%的成果，著實令人驚訝。

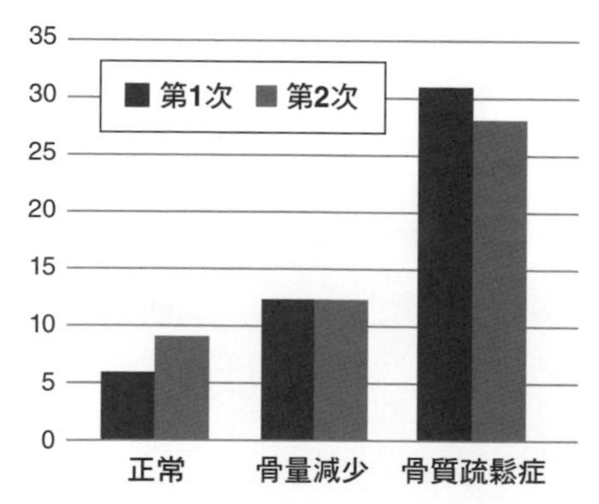

參考值	
正常	80%以上
骨量減少	70～80%
骨質疏鬆症	70%以下

強化骨骼肌力外，「靠牆站」讓人看起來更年輕

你知道一種稱為「肌肉激素（myokine）」的物質嗎？這是由骨骼肌分泌出來的各種生理活性物質，統稱為肌肉激素（myo＝肌肉，kine＝運轉物質），這是為了活動肌肉而分泌出的類似荷爾蒙的蛋白質。

這種稱為肌肉激素的物質，能夠抑制憂鬱與不安、預防阿茲海默型失智症、減少腦中風、預防並改善心臟疾病、改善動脈硬化、增加骨密度、促進血壓平穩、加強免疫機能、預防並改善糖尿病、加強肝功能與胰臟功能、降低罹癌率，甚至還有恢復年輕（預防老化）等各種健康效果。簡直可說是萬能的健康長壽物質。

根據最近的研究結果顯示，每天持續進行和緩的運動，比只有一天做激烈運動還能分泌更多的肌肉激素。每一次的運動中，肌肉激素的分泌量是有限度的，因此持續實踐靠牆站的動作，比偶爾只做一次的激烈運動更有效。

將日常動作轉變成對身體不構成負擔的運動，可以有效分泌肌肉激素，並且能確實

感受到明顯的效果。還有，透過刺激下半身的簡單運動，也能從下肢的骨骼中大量分泌出有抗老化荷爾蒙稱號的「骨鈣素（Osteocalcin）」和「骨橋蛋白（Osteopontin）」。

從這一點來看，靠牆站可說是所有年齡層都能簡單地持續下去的最佳運動。實際上在這次的測試中，可得知「肌肉激素」、「骨鈣素」、「骨橋蛋白」發揮了健康效果。

再者，與下一章即將說明的以本院男女共239人為對象，證實了「骨密度愈高的人，看起來愈年輕」的數據相互對照，我們可以預見靠牆站不僅能預防運動障礙症候群，也是讓身體從外表開始恢復年輕的方法。

第 2 章

啟動修復力！「靠牆站」能讓人活到老動到老

「靠牆站」對運動器官能發揮正向影響

在本院實施日本整形外科學會推薦的科學測試驗證後的結果，得以發現到因靠牆站調整姿勢的人們發生了多麼令人驚訝的變化。

透過靠牆站的方法重整姿勢，使脊髓內的神經傳導順暢、神經之間相互刺激，進而活化全身的細胞。此外，由於矯正了歪斜的骨架，也會對骨骼產生刺激，並促進分泌抗老化荷爾蒙。

還有，平常不太用到的肌肉也能得以伸展。刺激肌肉時不僅是針對周邊的肌肉，對血管和神經也會進行刺激。正如同腳是第2顆心臟的說法，因此也有將血液輸送到全身循環的幫浦作用。

平常不太用到的肌肉周邊血管，由於不易受到刺激，血液循環容易停滯。但是，藉由矯正姿勢而受到刺激，血液便能順利地流通全身，因此所有細胞都能得到養分補充而活化。

「靠牆站」能提升骨密度、預防骨質疏鬆症

針對一位以前因骨密度偏低而接受藥物治療的77歲女性，我們請她晚上睡前進行靠牆站的動作。結果，在很短的期間內，就發生了骨密度上升12％的變化。

以現狀而言，許多患有骨質疏鬆症的人，會因為擔心壓迫性骨折的風險，而對運動產生恐懼感。像是提重物、摔倒等，即使只是一點小動作，骨折就可能隨時發生，因此經常聽到病患感到不安的心聲。

20年前約有一千萬人患有骨質疏鬆症，但是根據推估，到了二〇二〇年將會增加到一千四百九十萬人，成長率高達1.5倍。男女比為1：4，女性病患的比例佔壓倒性多數。這是因為停經導致雌激素這種女性荷爾蒙驟減所致。由於女性荷爾蒙減少，從骨骼釋出鈣質的量就會急速增加。

根據臨床調查，55歲以後約有20％、80歲以後則有半數的人患有骨質疏鬆症。由於多數沒有自覺症狀，許多人都是等到發生骨折，才經由醫生診斷出骨質疏鬆症，而感到晴天霹靂。

骨質疏鬆症的自我診斷

☑起身站立時背部會疼痛
☑提重物時腰部會疼痛
☑內臟受到壓迫而感到喘不過氣
☑身高縮水
☑背部和腰部變圓挺不直

有些案例是因上述的主要症狀——骨折而接受診療，進而得知為骨質疏鬆症。也有因為姿勢不良、背部無法挺直，身高變矮等狀況，經檢查而得知的案例。

另外也有突然背痛或腰痛，在接受診療後，才發現是脊椎的壓迫性骨折的案例。當脊椎骨一旦發生骨折，其他的脊椎骨容易因連動關係而發生骨折，這就是所謂的「骨牌效應骨折」。

除了脊椎骨以外，手腕、肩部、鼠蹊部也很容易骨折，最需要留意的是鼠蹊部的股骨頸骨折，這會造成不良於行而減少活動量，慢慢地惡化成衰弱，變成運動障礙症候群的開端。

骨密度愈高，目測年齡愈年輕

先前提到的77歲女性案例原本因年齡增長而右肩下垂，在進行靠牆站的動作後，骨密度上升了。更令人驚訝的是，不只是運動器官，連肌肉也產生了變化。

我們都明白，骨密度降低的發生是從頭部（臉）開始，再逐漸往身體發展。最先減少的是嘴巴周圍，緊接著是眼睛附近。嘴角出現法令紋、眼周鬆弛或出現皺紋，我會稱這些狀況為皮膚粗糙。因為支撐皮膚基礎的骨量減少，連皮膚也跟著顯現老態。

其實，人們傾向於相信皮膚的老化，是因為年齡增長造成膠原蛋白減少、過度曝晒紫外線導致，事實上則是和骨密度有密切關係。

以本院病患共239名男女為調查對象，對照「目測年齡」和「骨密度」的結果，可以看出骨密度和目測年齡的相互關係。

針對接受檢測的14人，觀察拍攝臉部和手背的照片，以推測年齡，再將所有人的平均值當作「目測年齡」，然後與實際的「骨密度」進行比較。

結果發現，不論是哪個年齡層，骨密度愈高的人，目測年齡愈年輕。尤其是60歲以下的人，這種傾向更明顯。隨著年齡增長，這種傾向則逐漸降低。檢測呈現的結果是，骨密度比同年齡層高的人，目測年齡比實際年齡平均年輕5歲。

骨骼強健的優點，不只是減少摔倒、骨折的風險而已。

由於看起來比實際年齡年輕，因此也有喜歡交際、心情開朗的效果。先前提到的77歲女性病患，以前一直戴著口罩，總是看不出她的表情如何。

後來，她竟然面帶笑容去說服身邊的病患，「既然都能這樣活動身體，不妨試試去走台步」。在場所有的人聽到這番話都接受了提議。大家希望能向社會展現自己的價值與可能性，因此紛紛贊同參加走台步表演。

因為對身體產生自信，從而開啟活下去的價值與可能性，不但在肉體、精神方面，甚至也產生社會性的生活變化，這是本院全體同仁實際體驗到的深刻印象。

目測年齡與骨密度年齡的相互關係

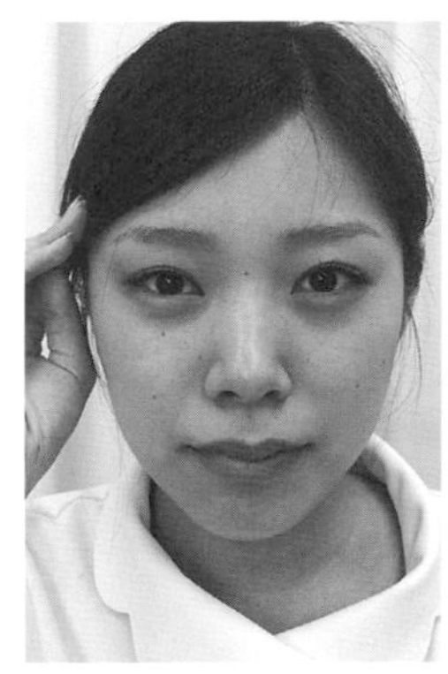

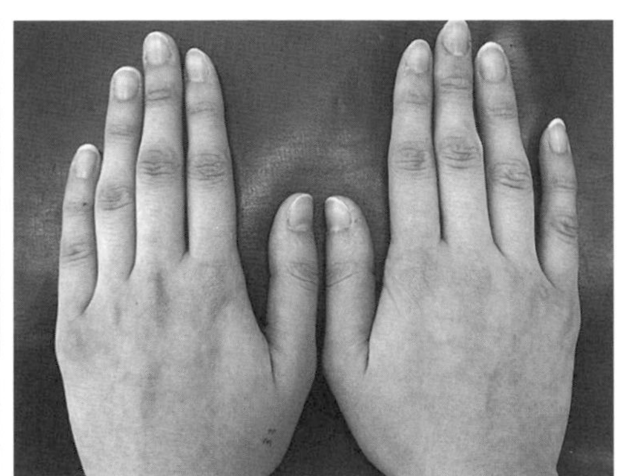

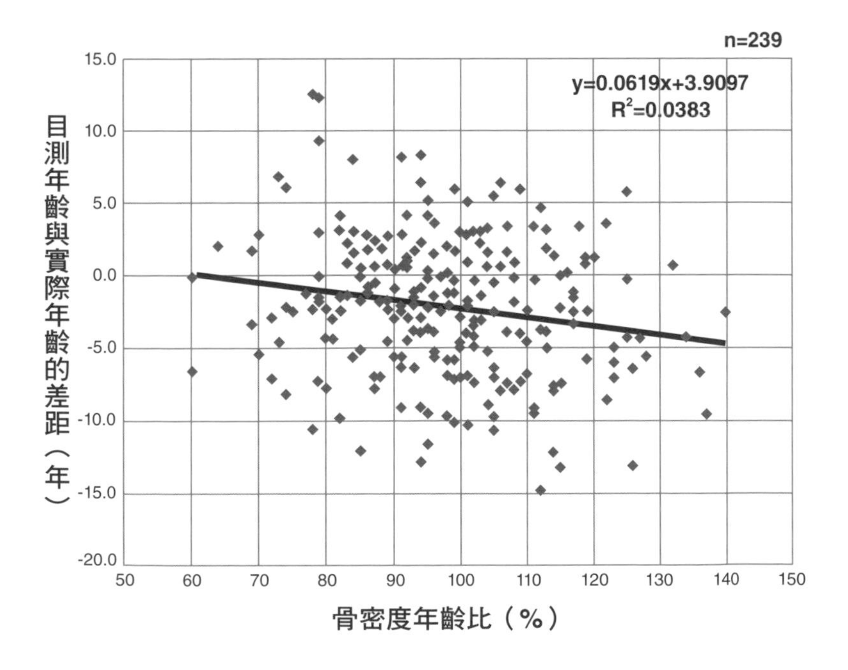

看到這裡，您有何感想呢？利用靠牆站改善的，並不只是姿勢而已。正所謂「病由心生」，其實「老化也由心生」。請端正姿勢，抬起頭、視線向前看。因為挺直了背肌，思考也會朝正向發展。身心的活力能讓老化的速度踩煞車，永遠都可以享受年輕朝氣的健康壽命。

透過之前的檢測結果，我們可以知道靠牆站能針對老化產生不少的變化。那麼，這些健康效果是在什麼樣的機制下發生的呢？以下就從醫學上的見解做更深入的說明。一開始最初的關鍵字就是「骨骼」。

〔1〕利用「靠牆站」刺激抗老荷爾蒙分泌，強化骨骼！

骨骼能支撐、運動身體，具有極佳的健康效果

一聽到「骨骼」，腦海裡馬上浮現的是人體模型的骨架吧？人類的骨骼由206塊骨頭形成，具有運動、支撐身體的功能。也許我們都聽說過，如果沒有骨骼，身體會在無法抗拒重力的狀況下，變成一坨像軟體動物般軟趴趴的物體。

另外，顱骨和肋骨等骨骼也具有保護腦部及心臟等重要器官，免於來自外部的衝擊進而造成損傷的作用。

再者，骨骼利用槓桿原理，形成支點、施力點、抗力點，有效率地傳達由肌肉產生的力量，進而移動身體。想要擁有一輩子都能走路的身體，骨骼的重要性不言而喻。

膠原蛋白和礦物質是強化骨骼的關鍵

你是否聽過骨折之後骨頭會更強壯的說法呢？即使骨折、骨頭裂開，只要固定維持2~3個月即可修復。而且，骨折的部位會從一圈的厚度變成兩圈的厚度。這是身體對於骨折的外來壓力，產生「強化骨骼」的反應所致。

那麼，骨質又是在哪種情況下定形呢？為了解開真相，先來認識骨骼的內部吧！

骨骼是由表面的骨膜、堅硬的緻密骨、內部的海綿骨，以及最裡面稱為骨髓腔的空間所形成。

「骨膜」是包覆著骨骼關節之外的外部的強韌筋膜。「緻密骨」很堅硬且密度高，具有支撐身體的功能。「海綿骨」則像海綿一般，其中有許多細小的空洞，由數根骨小樑（trabeculae）往各方向搭接起來，對於來自外部的衝擊，可加強抵抗強度。

骨小樑扮演的角色，即如同鋼筋混凝土的鋼筋部分。人體內的骨小樑不是由鐵組成，而是由「膠原蛋白」組成。而混凝土的部分則是由鈣和鉀等礦物質組成，而非水泥。

骨骼的內部構造

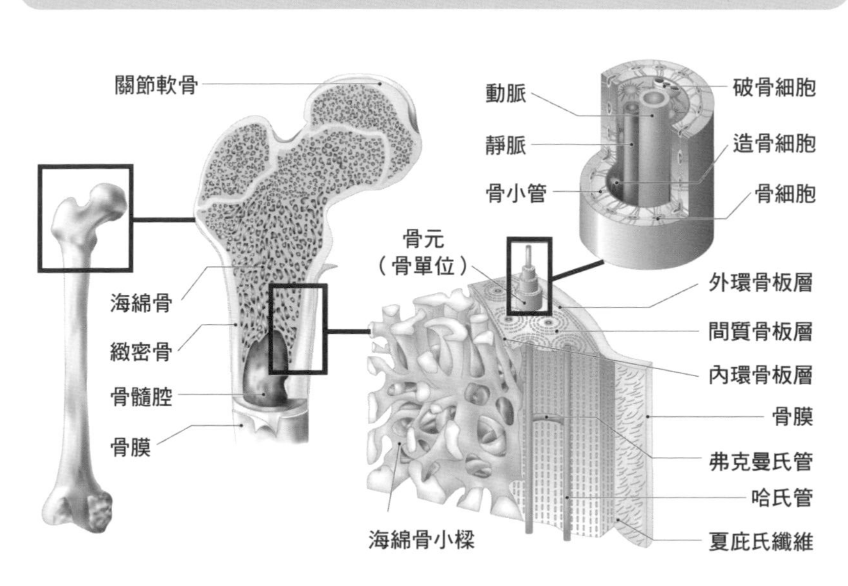

此外，骨骼也扮演著貯存礦物質的貯存槽功能。當其他的臟器缺乏「礦物質」時，就會從骨骼裡釋出並消耗掉所需的礦物質。再者，骨骼也會經由血液將礦物質輸送到全身的細胞裡，以用來維持生命活動的資訊交換與荷爾蒙分泌。

說到強化骨骼，很容易讓人聯想到鈣，但其實膠原蛋白纖維減少也會導致骨骼變得非常脆弱。（含鈣的）礦物質和膠原蛋白決定骨頭的品質，也就是骨骼的柔韌度與不易折斷度。

負責骨骼代謝的「破骨細胞」與「造骨細胞」

是不是有了豐富的膠原蛋白和礦物質，就可以打造出健壯的骨骼呢？事情沒那麼簡單，因為過程中還關係到製造新骨的細胞（造骨細胞與破骨細胞）。

人類的細胞要透過代謝，才會重生變成新細胞。所謂代謝，簡單來說就是複製細胞的同化作用，以及細胞內產生能量的異化作用，這兩者緊密配合的作用。

同樣地，骨骼也會代謝，股骨大約每4年就會換成新骨。

仔細觀察骨骼的代謝過程，首先由破骨細胞溶解掉附著於骨骼表面的舊骨，該作用就像啟動開關按鍵，接著才由造骨細胞開始製造新骨。

破骨細胞和造骨細胞並非自動運作，得由存在於海綿骨和緻密骨裡的骨細胞發出稱為「訊息物質」的指示後，才會開始運作。所謂的訊息物質，簡單的說就是「造骨」或「不要造骨」這兩種訊息。

破骨細胞與造骨細胞

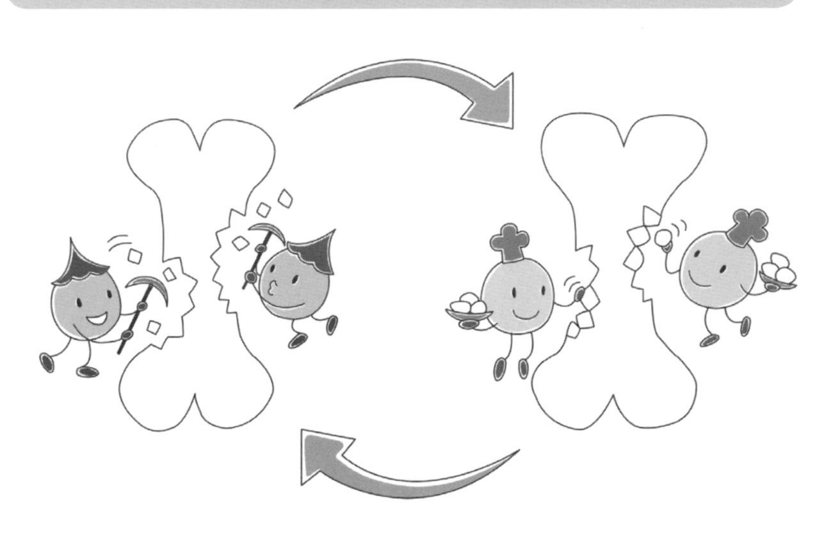

抗老化荷爾蒙① 硬化素

從骨骼中發出的訊息物質有許多種，這裡要介紹的是與「老化」密切相關的兩種物質。

首先是「硬化素（sclerostin）」。硬化素是下達「減少造骨細胞數量」指示的訊息物質。

硬化素的量可經由驗血判讀，如果數值偏高，則可解釋這是鈣、磷等礦物質連同膠原蛋白一起，不斷從骨骼流出體外的狀態。而這是導致骨質疏鬆症及骨折的引爆點，也是運動障礙症候群的起因。

在遠古時代裡，硬化素抑制骨骼生成的作用，是源於為了減輕骨骼重量、讓身體容易活動的機制。如果製造過多的骨骼，身體相對的骨骼重量增加，身體的伸展就會比較費力，因此也會消耗掉大量能量。然而，隨著壽命延長、移動方式變得便利，在活動不如以往耗費能量的現代社會中，則成了骨密度減少的主要原因。

也就是說，為了打造健壯的骨骼，最好能多一點「造骨」的訊息物質，而非「不要造骨」。

「造骨」的訊息物質，可以透過刺激骨骼而生成，而能夠簡單實踐此目的的方法就是運動。

醫學上定義的壓力，是指「透過物理的刺激，使身體目前的狀態產生變化」。假如對骨骼施以適度的負荷，就能成為改善「目前狀態」的壓力。造骨細胞因而活化，鈣質更容易穩定附著於骨骼上。

然而，根據最近的研究指出，即使大量鍛鍊身體也未必能變得更健康。以錯誤姿勢過度地跑步，可能會磨損軟骨、造成關節的負擔，而引起發炎反應，如此就會增加活性氧物質，身體因而「生鏽」，也就是提早老化了。

雖然要注意對身體給予適度的訓練，但最重要的前提還是要在「正確姿勢」下進行。錯誤的姿勢只會對身體造成負荷。

所謂的正確姿勢，並不是看起來好看的姿勢，也不是讓身體感覺輕鬆的姿勢，而是身體的重心保持在理想位置的狀態。重心與身體的中心一致時，才能避免承受不必要的重力。

由於不論何時何地，牆壁都與地面呈垂直狀態，因此利用靠牆站的姿勢，就能維持身體重心不會前後搖晃的正確姿勢。即使是處於術後或抱病的狀態下，也能輕鬆做到靠牆站的動作。

根據本院的推測，實施靠牆站以掌握正確姿勢之後，再增加提腳跟和重心移動訓練（參考第118與120頁），就能提高抑制分泌硬化素的效果。

抗老化荷爾蒙② 骨鈣素

光是聽前面的說明，就能得知骨骼是預防運動障礙症候群的重要關鍵。或許有人會認為「就算不鍛鍊骨骼，以植入金屬代替支撐身體，不也一樣嗎？」但是，骨骼的機能遠不止這樣而已。

根據最近的研究結果可知，骨骼能讓身體維持活力、守護所有臟器的生命活動，並分泌可控制這些機能的荷爾蒙。骨骼荷爾蒙能活化免疫機能、腦部運作、增強肌肉以及生殖機能，其功能類似於堪稱年輕荷爾蒙的生長激素。

骨骼和身體的各部位一樣，都是「活生生」的組織。骨骼裡面也有血管、淋巴管和神經。受到外部刺激就會分泌骨骼荷爾蒙，並作用於全身。

近年來，備受矚目的骨骼荷爾蒙就是由造骨細胞分泌出的蛋白質——骨鈣素（osteocalcin）。這是釋放出抗老化物質的訊息物質，會對臟器帶來各種影響。

破骨細胞緊貼在骨骼表面，會將骨骼溶解；隨後，造骨細胞製造出新的骨骼以填補被溶解的空隙。為了製造出更堅硬的骨骼，在接著分泌鈣質之後會產生骨鈣素。

產生的骨鈣素會經過全身的血管，像荷爾蒙一般地調整全身的平衡。其具體的效果，首先是增加胰島素的分泌，進而促進醣類、脂肪的分解與吸收。由於有效率地對肌肉提供能量，因此也連帶提升了運動能力與肌力。再者，還能對精巢產生作用，增加男性荷爾蒙「睪固酮」的分泌，並能提高精力。

此外，也可活化腦部海馬迴的神經細胞、提升記憶力。

應該有很多人都聽過骨骼具有造血作用。在胸骨或脊椎的骨髓中，能夠製造血液成分的紅血球、血小板和白血球。

白血球又稱為「免疫細胞」，其作用是經常巡邏以確認體內是否有異常狀況、排除侵入體內的異物（細菌）、記住異物並對製造抗體的記憶細胞下達指令。

如果從骨骼的造血作用來思考，就能明白一旦骨骼維持健康，血液中的免疫細胞也會發揮更好的作用。也就是說，透過強化骨骼的骨鈣素也能提高身體的免疫力。

如上述所言，骨鈣素具有各種健康效果。對於在醫學上被視為身體警訊的衰弱、肌少症或運動障礙症候群，也可說是能加以預防和改善的有效方法。

分泌骨骼荷爾蒙的關鍵在於「姿勢」

要怎麼做才能增加骨鈣素呢？之前已經提過，活化骨細胞的祕訣就在於「壓力」。透過正確地增減重力的壓力，以壓力負荷產生的電壓變化能促進骨骼荷爾蒙的分泌。

「什麼，這麼簡單就可以了嗎？」聽到這樣的說法時是否感到放心呢？

在這裡的關鍵點還是在於「姿勢」。

如同在前言中所說，重力經常對物體垂直施壓。包括人類在內，所有生存在地球上的動物，為了保護身體免於重力傷害而擁有骨骼的形態，一面抵抗重力、一面支撐身體，在演化過程中建立可自由活動的形式。

從身體正面看過去，重心線是從頭的正上方通過丹田、穿過兩腳的中心，呈現一直線。從側面看的話，耳垂、肩膀、髖部、腳踝外側是呈一直線的姿勢。這條直線能針對骨骼給予適度的刺激，促進分泌骨骼荷爾蒙，以治療疼痛及不適。

據說站立時如果重心線錯位，就會對腰部造成約體重1.5倍的負荷。

如果是腰部往前傾的姿勢，在持續運動的狀態下，肌肉就會發生失誤動作，導致肌纖維增大並壓迫到肌肉纖維內的血管，進而造成血液循環變差。血液中的骨骼荷爾蒙則無法修復、維持做為標的物的細胞及器官。因為姿勢的重心偏移（不良姿勢），不僅會引起發炎和損壞，也是導致細胞凋亡（apoptosis，細胞死亡）的主因。

姿勢不正確不僅會阻斷骨骼分泌荷爾蒙，也阻隔了所有的神經傳導物質，無法治好疼痛與不適症狀，進而引發各種疾病。換言之，我們身體的不舒服症狀，來自於不適當的體重負荷。為了將骨骼荷爾蒙送達細胞，矯正「不良姿勢」比運動更為重要。

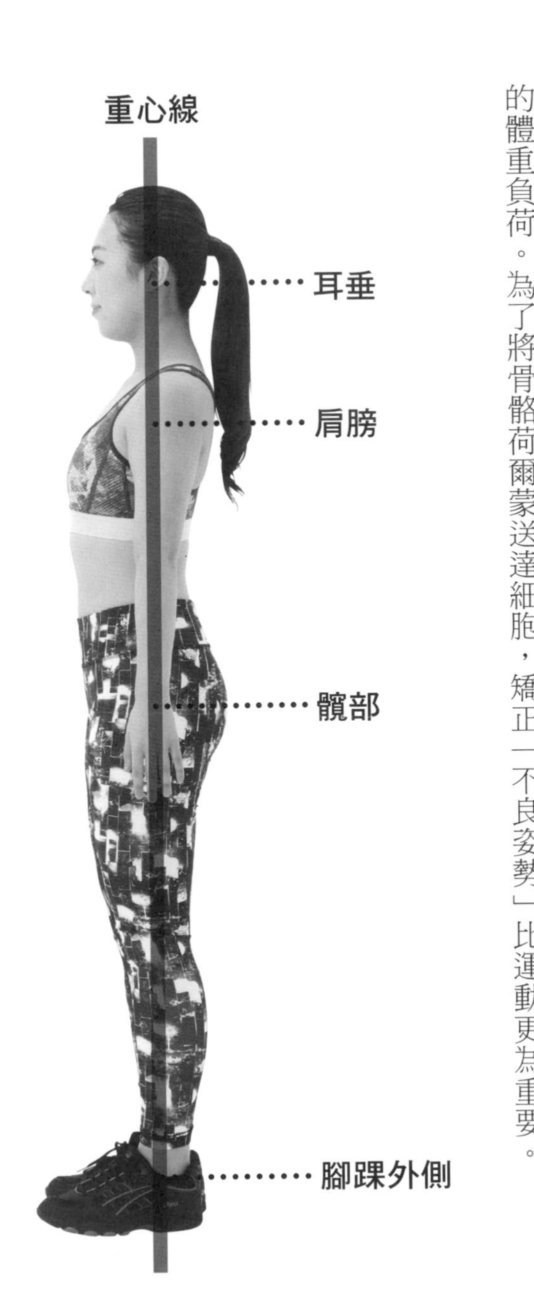

〈2〉利用「靠牆站」刺激肌肉激素分泌，強化肌力！

常摔倒、站不久！你的肌肉變得萎縮無力嗎？

有種組織和骨骼一樣能支撐身體、使身體得以活動，那就是「肌肉」。想要打造出一輩子都能健康走路的身體，就不能不提到附在骨骼上的肌肉。

「年紀大了，害怕摔倒而不敢走路。」

本院裡有許多年長病患都吐露過這樣的心聲。當雙腳被絆到快要摔倒時，因為肌力衰弱無法用力撐開雙腿，於是導致摔倒的結果。其實，這種情況不只限於老年人，在年輕族群中因為肌力衰退而摔倒骨折的狀況也時有所聞。

然而，如果發生在老年人身上時，由於恢復能力比年輕人差，因骨折而導致長期活動量減低時，恐怕會進一步惡化成肌肉的「廢用性症候群」。於是，身體開始衰退，最後陷入臥床的狀況也是屢見不鮮的事。

為了避免上述情形發生，首先，請確實掌握好身體的狀態。骨骼方面，可以透過骨密度檢測及血液檢查，瞭解骨量或骨骼荷爾蒙的分泌量是否比自己年齡的平均值低或高。肌肉方面，可以針對主要肌肉進行徒手肌力測試（MMT），會分成5個階段來評估；握力測試或運動能力也可以利用數值來檢查。

實踐「靠牆站」可避免運動過度造成的活性氧

肌肉是由稱為肌纖維的細胞聚集而成，因此，如果想要維持或增加肌肉量，只要增加肌纖維即可。增加肌肉也可促進血液循環，連呼吸功能也跟著提升。

但是，肌肉並不像骨骼細胞那樣可以靠複製、分裂的方式增加。而是要利用增加負荷的訓練，對肌纖維造成損傷，在重覆修復損傷的過程中，才能不斷增加肌肉量。

那麼，只要鍛鍊肌肉就能預防摔倒嗎？事情並非那麼簡單。當然，當代謝率提升、血液循環變好，自律神經的動作也跟著活化，體溫和免疫力也上升，感覺上身體似乎馬上變得更健康了。

不過，當肌肉變得過重時，需要更多可以控制身體的能量。為了製造更多的能量，就會大量使用細胞內的氧，假如以主要臟器為優先的話，身上某處就會發生缺氧問題，也可能因而產生活性氧。

一旦活性氧滯留在體內，細胞會氧化，於是就無法在細胞內吸收養分、或將老廢物質排出細胞外。不僅如此，構成細胞必要的脂質、蛋白質、酵素、DNA都無法發揮正常作用，使細胞本身產生變異、死亡。

促進氧化就等同於加速老化，容易引起免疫低下、發炎等症狀。骨骼也一樣，運動過度也會帶來弊病。

自律神經的工作是調整心肺機能、體溫及脈搏，以維持平衡狀態。但是，過度運動產生的活性氧，會使自律神經陷入氧化壓力，連帶造成腦部混亂。

肌肉增加的機制

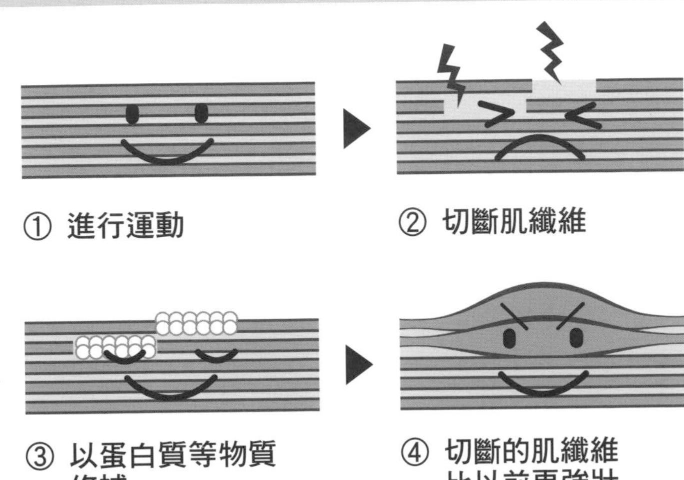

總之，原以為有益健康的運動卻引發腦部疲勞，進而降低呼吸及內臟的功能，演變成引起代謝酵素或自律神經異常反應的「氧化多米諾骨牌效應」。

由此可知，運動應該適度進行。所謂適度的運動，是指將活性氧的發生控制在到最小限度。靠牆站能對全身肌肉施加溫和的負荷，是可以每天毫無負擔地持續進行的理想運動。不僅不會引起氧化多米諾骨牌效應，也能促進以下即將介紹的骨骼肌荷爾蒙的分泌。

內科醫學會也指出，運動可以改善心臟等循環器官障礙的問題。糖尿病衛教師也以運動療法做為主要的治療方法。其他也有多篇論文發表，證實除了外科疾病，癌症、阿茲海默症、憂鬱症等這些被稱為文明病的疾病，也能透過運動療法好轉甚至痊癒。

神奇的骨骼肌荷爾蒙 肌肉激素

我們很容易聯想到肌肉和骨骼一樣，都是為了要活動身體而發展出的組織。其實，骨骼肌也會分泌生理活性物質，並被證實具有各種維護健康的效果。

人類的身體裡有大約400條骨骼肌，約佔體重的40%。在二〇〇六年，由哥倫比亞大學的醫學院教授 **Dr.Bentte Klarlund Pedersen** 發現，骨骼肌會分泌出一種名為「肌肉激素（**myokine**）」的訊息物質。

所謂的肌肉激素，就是由肌肉分泌出的生理活性物質、荷爾蒙的總稱。骨骼肌會分泌出荷爾蒙，意指「肌肉是人體中最大的內分泌器官」。

雖然目前尚有許多未知的領域，但骨骼肌荷爾蒙卻被逐一發現，光是在二〇一六年這一年，就發表了超過一百份的研究論文。

肌肉激素除了具有抑制癌細胞增長、改善憂鬱症的效果等，很多新發現也相繼出爐，大大顛覆了以往運動身體可獲得的保健效果的概念。

從肌肉中分泌出的肌肉激素裡，有 SPARC、白血球介素、鳶尾素（Irisin）、脂聯素（adiponectin）、組織蛋白酶 B 等物質，這些物質除了對肌肉本身有益，也是對大腸、肝臟、腎臟、腦等各種臟器具有影響力的荷爾蒙，近年來相關研究蓬勃發展。

以下舉例幾項已得知的肌肉激素的健康效果。

- SPARC：可以導致大腸癌的癌細胞凋零（細胞死亡）
- 白血球介素：抑制糖尿病及肥胖，使免疫功能正常
- 鳶尾素：恢復腦部的認知機能
- 脂聯素：刺激海馬迴以恢復記憶力
- 組織蛋白酶B：促進海馬迴的神經細胞再生

世界目前仍持續進行各種研究，以證實是否仍有其他未知的健康效果。

在醫療方面正研究開發一種「exercise pill運動藥丸」，適合難以從事運動的人使用，可以增加肌肉、提高代謝功能，達到抑制老化的目標。

此外，根據一項研究報告指出，當肌肉的細胞受到電流刺激時，會有收縮運動的反應，進而分泌肌肉激素。市面上販售醫療用、家庭用的EMS（電動按摩器），或許也能標榜肌肉激素的效果，成為行銷商品的新附加價值。

肌肉激素的效果簡單整理歸納如下。

- 增加肌肉
- 造骨
- 抗發炎
- 提升免疫機能
- 預防老化
- 減少脂肪

• 減少醣類

這些效果和生長激素的作用相似。但是，從肌肉激素本身的特徵來看，與其他荷爾蒙不同，是劃時代、也令人期待的一項特徵，那就是它是透過活動而生成的荷爾蒙。

一般的荷爾蒙一生只有固定的分泌量，隨著年齡增長，分泌量會逐漸減少。然而，肌肉激素是只要運動就會分泌，具有一輩子不會改變、可以自行控制分泌量的可能性。

用運動增加肌肉激素的3項重點

我們已經說過，肌肉激素可以透過運動分泌，而運動時需要注意的重點有3項。

首先，要每天持續做和緩的運動，而不是只有一、兩天進行激烈的運動。想要有效地分泌肌肉激素，關鍵在於「持續進行和緩的運動」。

其次要注意的就是運動的部位。因為使用大腿的股四頭肌和小腿三頭肌等下半身的肌肉，才會分泌肌肉激素，因此要以「下肢的運動量」為重點。

最後則是「肌肉量的增加」。如同之前所述，肌肉會因肌纖維受傷而逐漸變大。在對肌肉施加負荷、以蛋白質修復受傷的肌纖維的過程中，就會產生肌肉激素，因此需要在某種程度上增加肌纖維的運動。

這麼說來，我們很容易忘記第一項的重點，簡單地說就是不要進行超過負荷的肌肉鍛鍊。只需適度地活動以往不常用到的肌肉，就能對肌肉帶來適度的刺激。

隨著年齡增長，肌肉的量與質出現變化

過了30歲以後，在不運動的狀態下，肌肉量會以每年減少1%的速度遞減。隨著年紀增長，肌肉會從下肢開始減少，最早衰退的就是大腿和小腿的肌肉。

不過，即使年齡持續增長，仍然可以增加肌肉。就算是肌肉減少的老年人，只要靠著牆站對姿勢就能增長肌肉。剛開始可能會在做完之後引起肌肉疼痛，但持續進行2週

之後，原本生活中無法達成的動作也漸漸做得到，並能確實感受到步伐變得更輕鬆。

另外，肌肉的質也會因年紀增長而產生變化。聽說過慢肌與快肌嗎？這是骨骼肌當中肌纖維的種類。

慢肌纖維的肌肉收縮速度緩慢，雖然瞬間爆發力很小，但具有持久力。快肌纖維的肌肉收縮速度迅速，瞬間爆發力強，但是具有容易疲勞的特徵。

善於長跑者屬於慢肌型，善於短跑者屬於快肌型。然而，隨著年紀增長，肌纖維的結構比例會跟著改變，而且也會因腳的運動量而改變。即使在年輕時以快肌纖維居多的人，當慢肌增多時，動作及步伐也會變慢，漸漸變得無法隨心所欲地活動身體。

想要改變肌肉的質，並不需要從事費力的肌肉訓練或體操。像站立、行走、坐下等日常動作也都算是活動量，可以改變肌肉的質。其中，重要的關鍵在於姿勢。

靠牆站的動作是全身性的肌肉訓練，尤其能訓練到腿部的股四頭肌或臀中肌，由於姿勢獲得改善，也能提高日常動作的運動效果而進入良性循環。

3 利用「靠牆站」促進神經傳導，讓身體活動自如！

腳被絆到而差點摔倒時能迅速伸出手避免摔倒、及時閃躲飛到眼前的球、原子筆從桌上掉落的同時能在半空中接住……。利用這樣的反射神經移動身體，就能避免摔倒或受傷。對行動自如的身體而言，這是相當必要的條件。

即使只是穿越斑馬線，腦部也要確認紅綠燈的變化、查看斑馬線的狀況，以判斷安全與否，在做出「現在可以走了」的意志決定之後，才向前邁出右腳、左腳踏著地面，一面擺動手臂維持平衡，並在限定時間內穿越斑馬線。光是過馬路的動作，就實行了這麼多的資訊處理與行動。

從大腦的觀點來看，說得複雜一點，就是以視覺獲得資訊，在大腦皮質的運動領域中依據這個資訊發出運動指令，朝著脊椎出發直到末梢，延伸到神經末梢的指令會傳達到肌肉，於是肌肉收縮，讓腳或手得以活動，進而移動於各場所。

我們會認為走路這件事是很理所當然的，但是要正確且平穩地實行，其實需要非常多的神經進行傳導。負責傳導的神經約有100萬條，以規模而言，這是中樞神經最大的資訊量。再者，神經細胞是突觸和突觸之間的連接點，而神經細胞間會有一些空隙存在。從大腦發出的指令，就像機車穿越在大樓之間一般，能飛快地在神經細胞間傳達。為了能隨心所欲地活動身體，從腦部貫通到脊椎的神經傳導非常重要。

脊椎骨裡總計有31對進出脊髓的末梢神經，大致上可以分成3種。

將腦部發出的指令傳達到肌肉並活動身體的「運動神經」，將皮膚和肌肉的感覺傳送到腦部的「感覺神經」，以及與活動內臟、維持循環、體溫、消化等恆常性有關的「自律神經」。

人類順應環境的恆定性（homeostasis，維持恆常狀態）能力，即有賴自律神經作用。自律神經控制著心肺機能、血壓、體溫調節、內臟運作、胃酸分泌等全身的機能。

許多進行靠牆站的人，不僅改善了姿勢，也逐漸能完成日常生活中的各種複雜動作，不會畏懼在人前出現，連記憶力或記性也都變好了。透過矯正姿勢、恢復脊椎骨自然的S形曲線，能減輕對脊椎不必要的壓迫，原因之一在於神經可以發揮原本的作用。

從體驗者的心得來看，可充分期待靠牆站提升神經傳導的效果，理由如下。

1. 利用靠牆站的方式，可以消除脊椎骨歪斜的狀況，改善脊椎骨裡的脊髓神經通路及血液循環。從運動指令到肌肉收縮，骨骼、肌肉、神經等運動器官之間的連動得以順暢。

2. 靠牆站的運動能帶給肌肉和骨骼刺激，對骨骼的神經傳導物質「骨鈣素」或肌肉的神經傳導物質「肌肉激素」產生作用，進而增加神經傳導物質的量。

3. 姿勢調正之後，可解除對背部肌肉、血管、淋巴管的壓迫，進而減少活性氧及氧化壓力、活化神經細胞。

身體只要一按下正向的開關，就會像骨牌效應一樣漸漸地變好。但是，如果以自己的方法調整，可能會導致身體的某部分出現偏移。利用牆面確認姿勢、經常保持相同的狀態，才會帶來穩定的結果。

從下一頁開始，將會介紹具體的訓練方法。

第 3 章

開始實踐吧！
晚上睡前的 1 分鐘
「靠牆站」訓練

Sec.1 區分姿勢習慣

4 種改善不良姿勢的「靠牆站」訓練

睡前 1 分鐘的靠牆站

腰部習慣 腰向前傾的狀態（骨盆前傾型）的訓練

腰向後傾的狀態（駝背型）的訓練

肩部習慣 肩胛骨碰不到牆面（肩部下垂型）的訓練

頭部習慣 後腦杓碰不到牆面（頸椎僵直型）的訓練

Sec.2 依部位訓練

拉伸肩頸胸腹膝腳，重建正確姿勢

鍛鍊內側重心／拉伸膝部、腹部、胸部／重整肩形／伸展頸椎

Sec.3 升級應用版

利用「骨骼訓練」恢復年輕、預防骨質疏鬆症

提腳跟／提臀深蹲／重心移動訓練

轉動肩胛骨／單腳站立

仰臥骨骼訓練：緩和運動

全身伸展①／全身伸展②／左右扭腰／抱膝訓練／腹式鼻呼吸

區分
姿勢習慣

4種
改善不良姿勢的「靠牆站」訓練

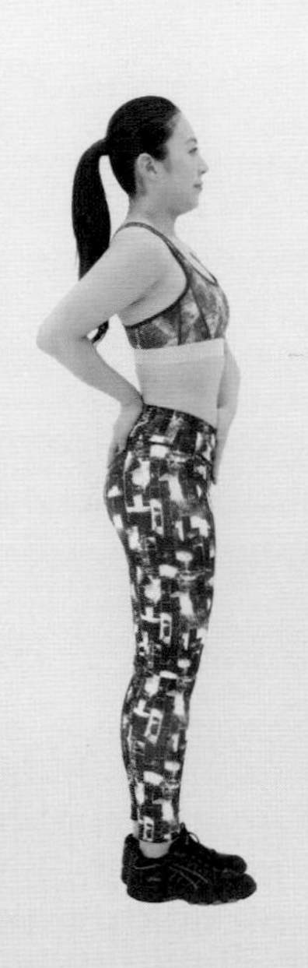

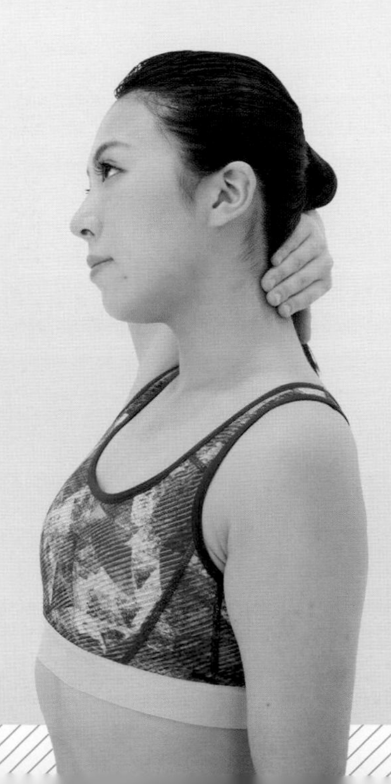

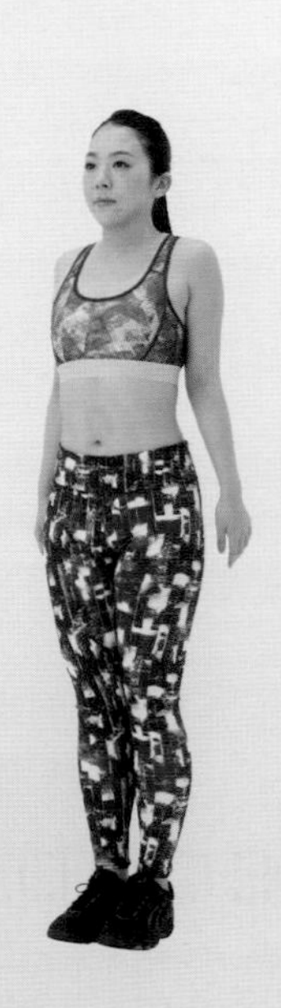

在第1章與第2章的內容中，可以知道保持正確的姿勢就是健康的基礎。所謂正確的姿勢，並不只是「儀表堂堂」、「帥氣」等與外表有關的問題。

只要矯正好姿勢，即使沒有做特別的運動或訓練，我們也可以步履堅定地迎向天年。人不管年紀多大，都可以確實學好靠自己的腳走路的正確姿勢，也就是沒有壞習慣、能避開重力負擔的姿勢。

然而，每個人都有使用身體上的習慣，這種習慣久而久之會導致姿勢偏移，進而演變成身體不適。

在百歲人生的時代中，請以「靠牆站」的方法進行自我治療，也就是憑自己的力量開始針對不適症狀進行修復與保養。

Section 1

睡前1分鐘的靠牆站

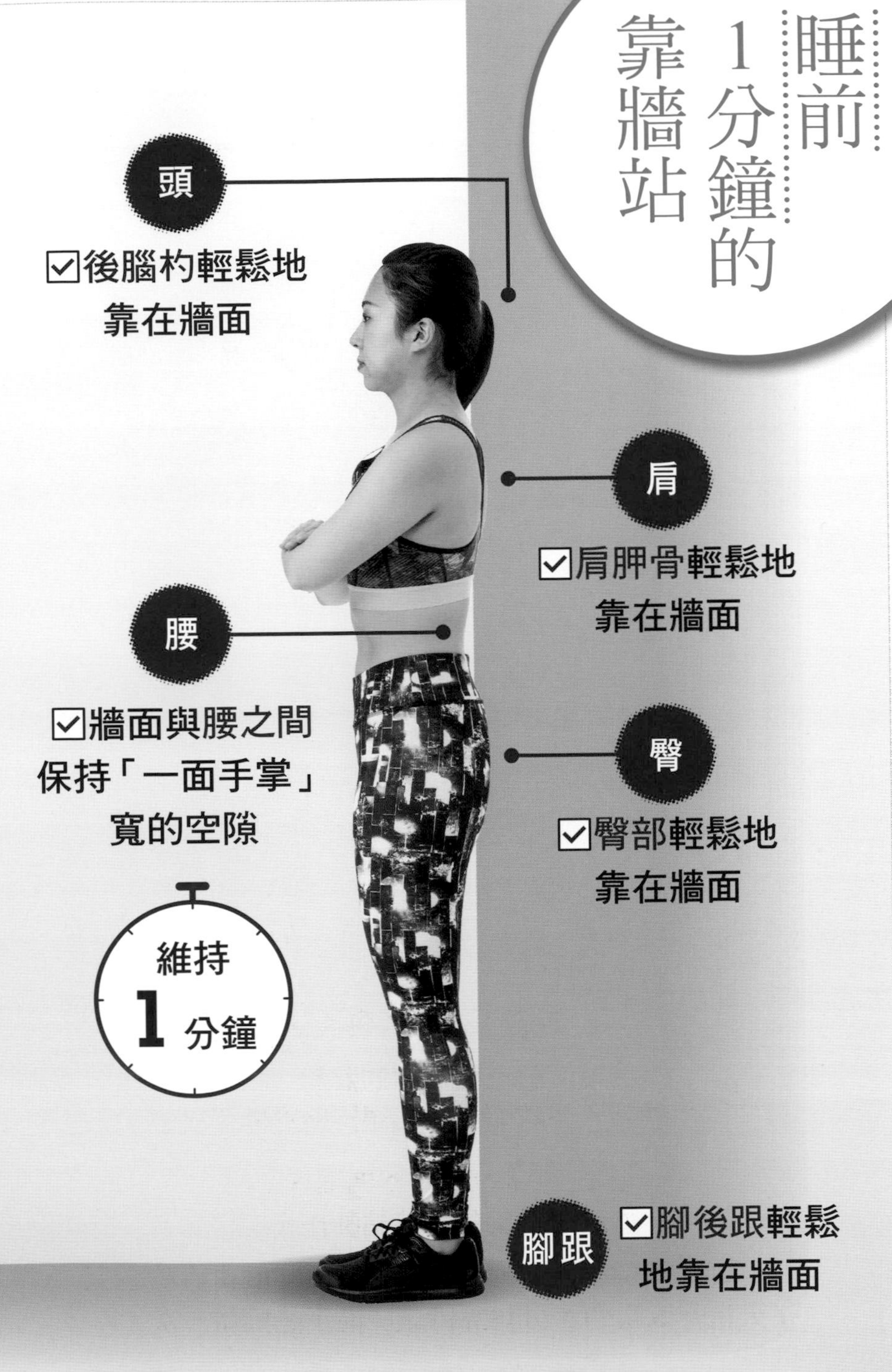
頭
☑後腦杓輕鬆地靠在牆面
肩
☑肩胛骨輕鬆地靠在牆面
腰
☑牆面與腰之間保持「一面手掌」寬的空隙
臀
☑臀部輕鬆地靠在牆面
維持1分鐘
腳跟
☑腳後跟輕鬆地靠在牆面

靠牆站的實踐方法

1. 進行姿勢的自我檢測

在進行靠牆站的動作時，
請檢查是否有符合以下任一項的狀況。

☑**「後腦杓」碰不到牆面。**

☑**「肩胛骨」碰不到牆面。**

☑**「腰」與牆面之間的空隙太大，**
或是幾乎貼在一起。

2. 依不同類型實施訓練

如果有符合上面 1. 中狀況的人，
請從下一頁開始，依照不同的類型，
每週進行 3 ～ 5 天的訓練以矯正姿勢。

3. 睡前 1 分鐘進行靠牆站

①兩腳後跟碰到牆面，指尖併攏自然站立。

②以兩眼直視前方的狀態，
後腦杓、肩胛骨、臀部、腳後跟緊貼於牆面站立。

首先，試著持續 2 週進行
睡前 1 分鐘的靠牆站動作。

如果希望在短期間內提升效果，那麼可以
1 天進行 5 次的 1 分鐘靠牆站，而不是只做一次。

自我檢測

腰向前傾的狀態（骨盆前傾）

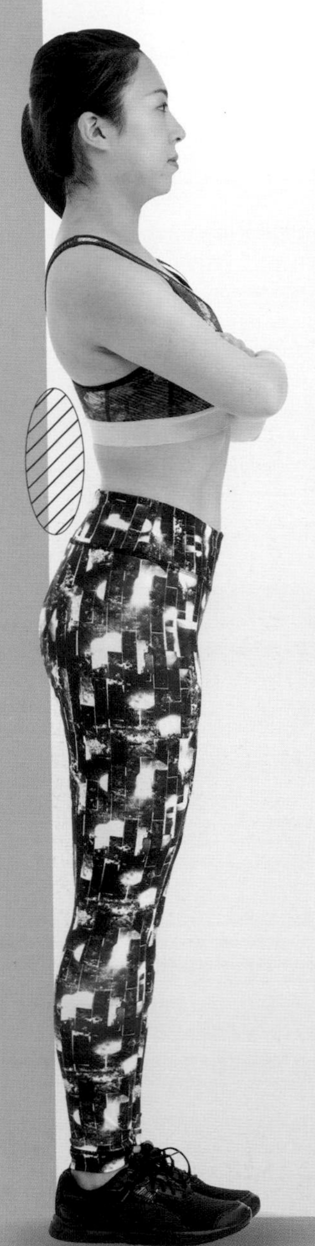

☑ 腰與牆面間的空隙比「一面手掌」寬。

☑ 由於腹肌衰弱，因此骨盆往前拉移。

主要的症狀

腰痛

椎間盤突出

脊椎滑脫症

變形性脊椎症

訓練動作

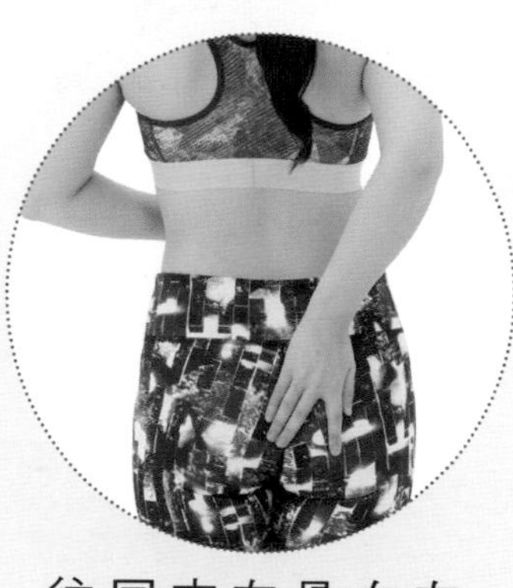

左手放在肚臍下方（丹田處），右手放在臀部股溝上方的骨頭（尾骨）。左手以拉提腹部肌肉的方式往上滑移，同時右手以中指鉤著尾骨往下移動。

❗離牆面一步的距離

1天1～3次

自我檢測

腰向後傾的狀態（駝背）

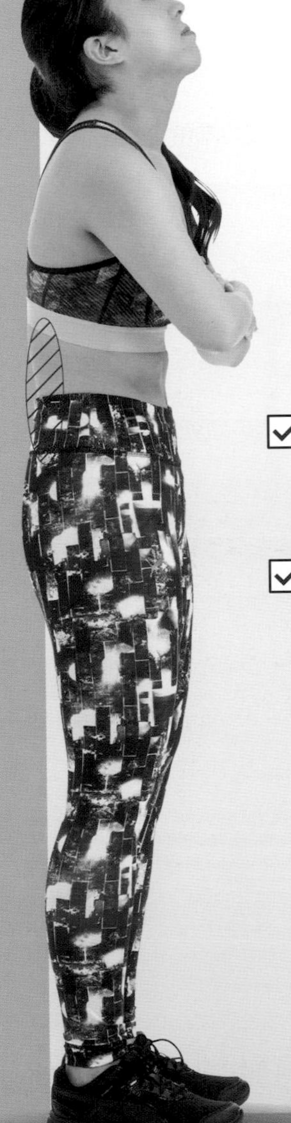

☑ 腰與牆面之間幾乎沒有空隙（緊貼）。

☑ 由於骨盆往後貼，身體的重心往後移位，變成駝背。

主要的症狀

退化性膝關節症

心肺、消化機能下降

慢性疲勞

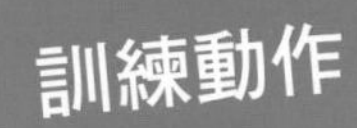

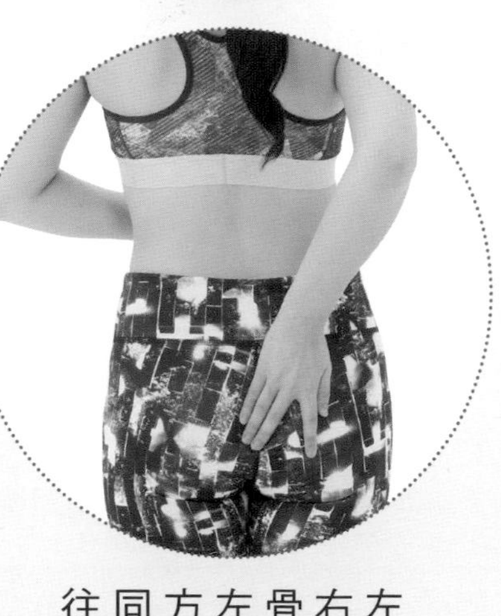

左手放在肚臍下方（丹田處），右手放在臀部股溝上方的骨頭（尾骨）。左手以撫平腹部肌肉的方式往下滑移，同時右手以中指鉤著尾骨往上拉提。

❗離牆面一步的距離

1天1～3次

自我檢測

肩胛骨碰不到牆面（肩部下垂）

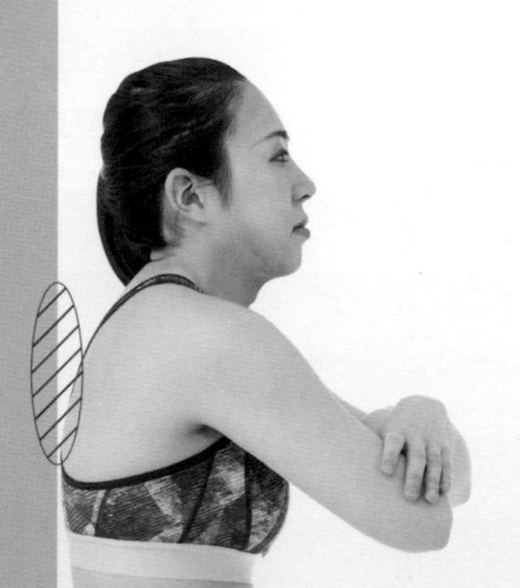

☑ 肩胛骨往外展開，肩膀往前方傾斜。

主要的症狀

肩頸症候群（肩膀痠痛）

肩關節周圍炎（四十肩、五十肩）

背部痠痛、僵硬

1天1～3次

訓練動作

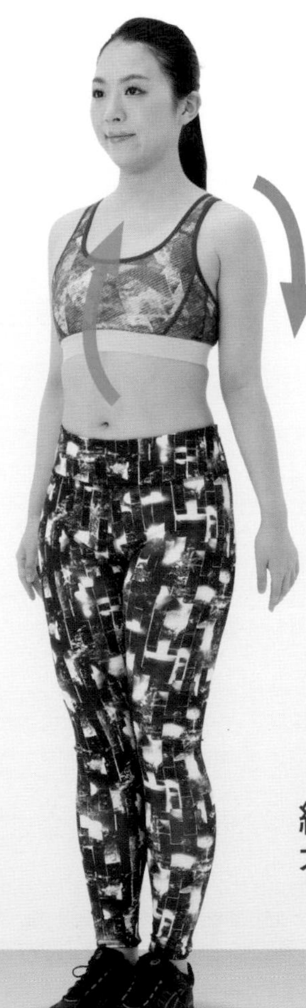

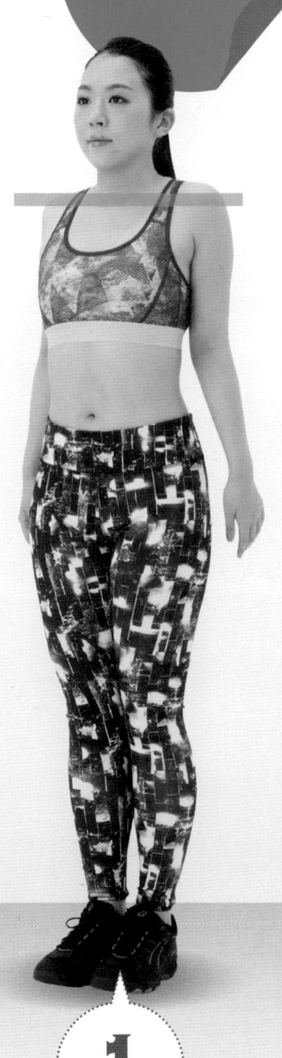

伸展胸肌、呈筆直狀，就像在鎖骨上平放一根棒子。

縮起小腹，不要彎腰。

1

肩膀往後拉伸，讓背部的肩胛骨往中央緊緊地靠攏。

2

放鬆力氣、肩膀自然垂下。

自我檢測

後腦杓碰不到牆面（頸椎僵直）

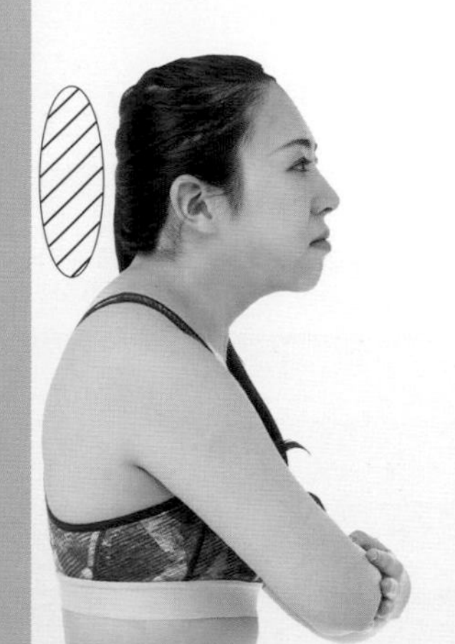

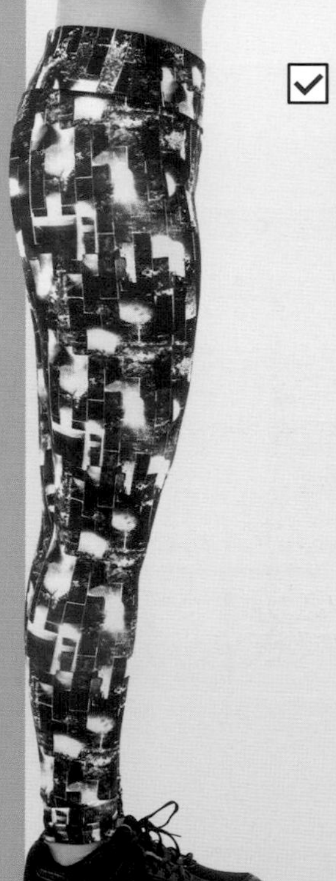

☑ 也有駝背的狀況，
頸椎失去了
正常的生理曲度。

主要的症狀

頸部痠痛
頭痛
眼睛疲勞

訓練動作

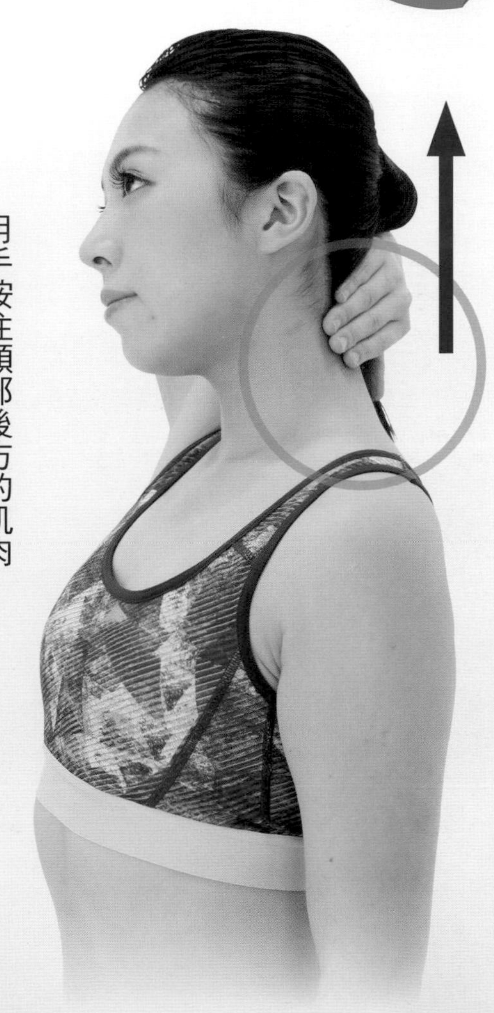

用手按住頸部後方的肌肉（胸鎖乳突肌），儘量往上伸展。讓頸部的前方和後方盡可能保持相同長度，幫助頭部自然移正到頸骨上方。

1天**1～3**次

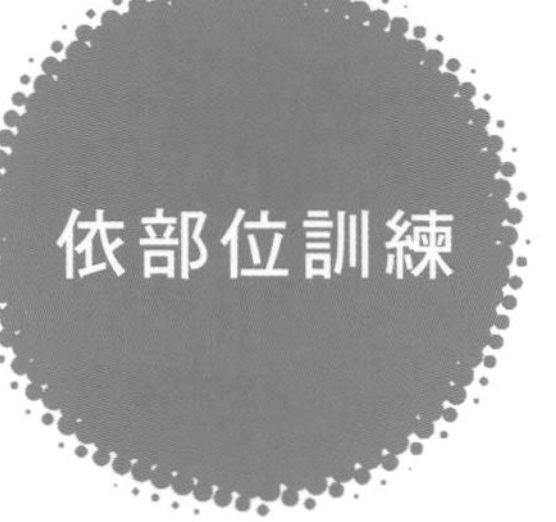

拉伸
肩頸胸腹膝腳，
重建正確姿勢

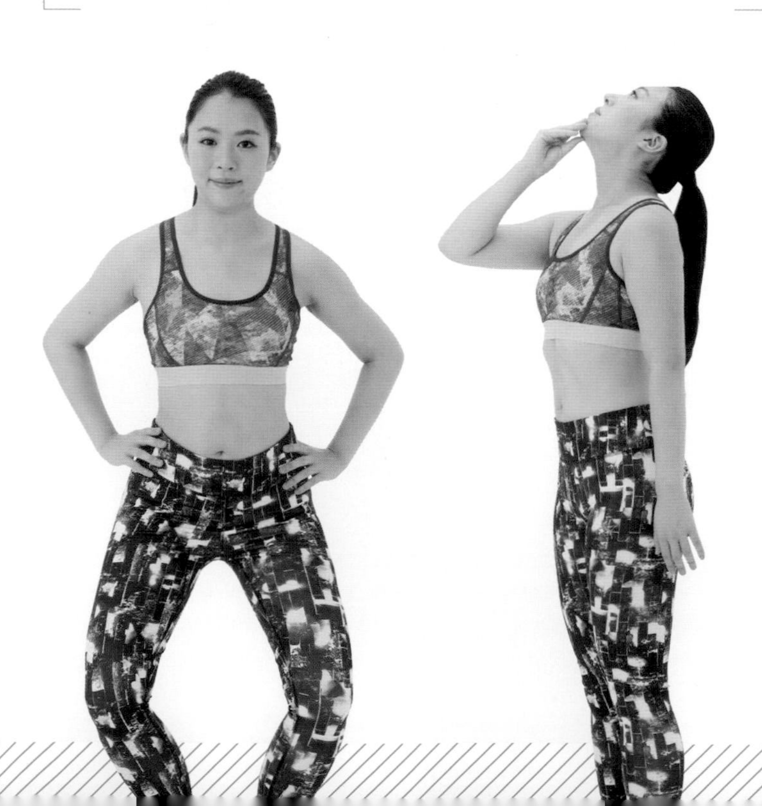

一個平衡感差的身體，為了支撐活動不便的部位（例如腰部），其他部位（膝部或頸部）就得不斷配合維持平衡，結果造成疼痛和症狀波及全身。

對於全身出現症狀、骨骼和關節已變形的人而言，一開始要做到標準的靠牆站動作或許會有難度。因此，接下來將靠牆站的方法分解成頸、肩、腰、腳後跟等部位進行，並介紹重建正確姿勢的各種運動形式。

每週花3～5天實踐這些運動吧！有骨質疏鬆症和關節疼痛的人，請量力而為，即使只是靠牆站也沒關係。只要脊椎骨的曲度恢復正常，就能給予軟骨和椎間盤適度的刺激，進而提高脊椎骨的強度。只要骨骼狀況變好，關節和附於其上的肌肉或神經也會處在良好狀態，這是打造一輩子都能行走自如的身體的一大步。

Section 2

鍛鍊內側重心

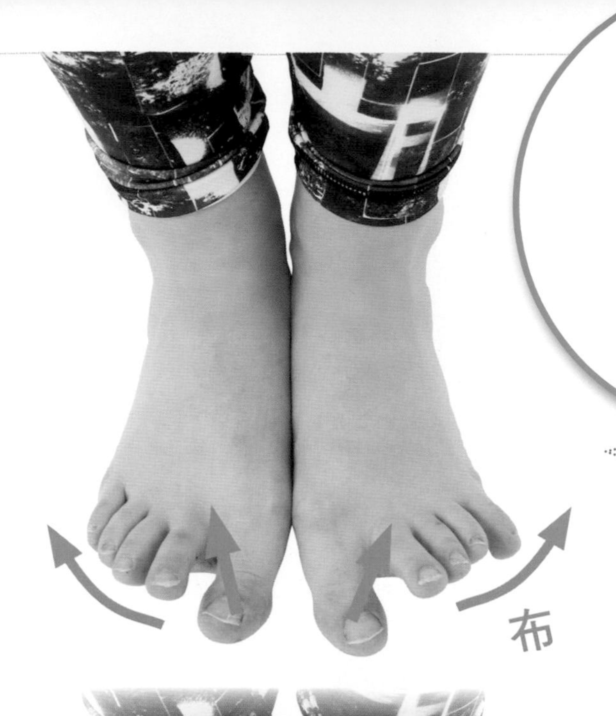

1

以頭、肩、臀部靠著牆面站立的姿勢，抬起指尖，儘量張開腳趾。

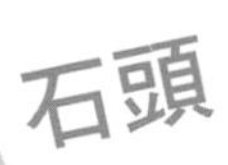

(!) 好像要用大拇指抓住地面的感覺，將體重放在內側並維持姿勢。

2

以腳後跟併攏、重心放在腳的內側的狀態，
反覆進行布、石頭的猜拳動作。
將體重放在從大拇指延伸的線上，即為內側重心。

1天1～3次

拉伸膝部、腹部、胸部

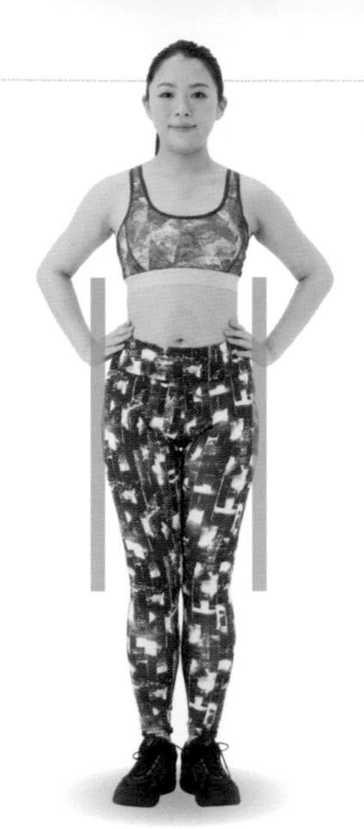

1

腳後跟、臀部、肩胛骨、後腦杓等4個部位貼著牆面站立，腹部用力、腰部垂直往下放鬆。

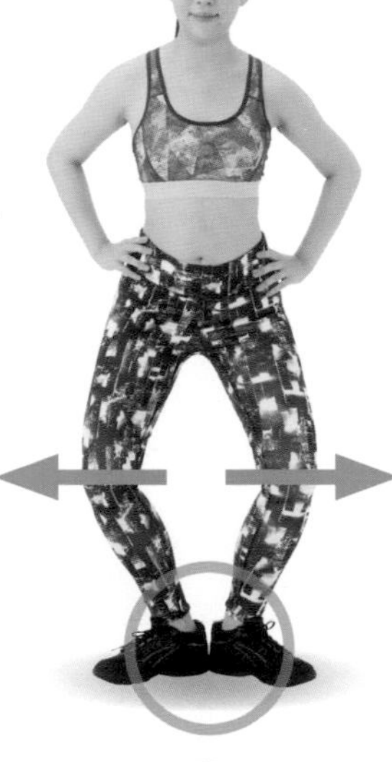

2

膝蓋向外彎曲、朝兩邊撐開。兩腳的腳後跟呈貼緊的狀態。

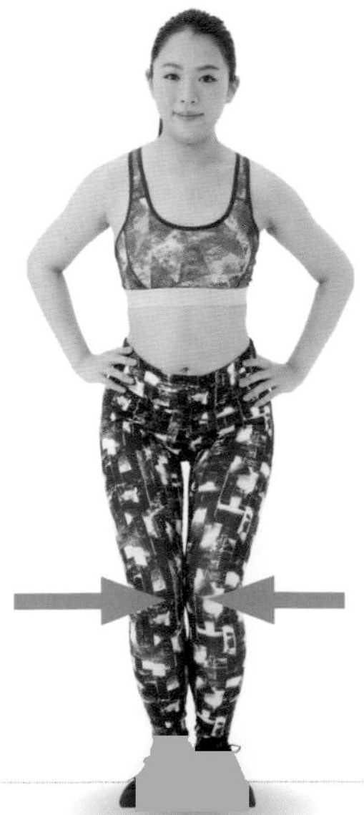

3

膝蓋朝向正面，讓兩膝併攏伸展膝部內側，臀部自然會出力，腹部往內縮。

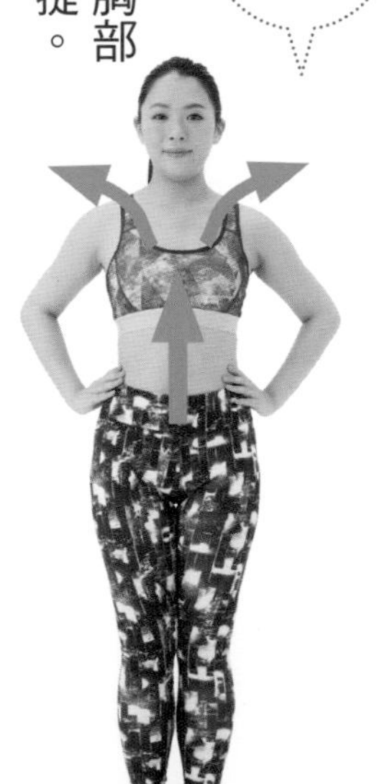

4

腹部與胸部往上拉提。

重整肩形

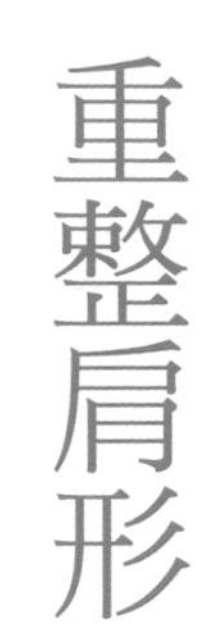

1

從牆面往前跨出一步，兩肩慢慢地往上抬高。

2

以向後轉動肩膀的方式，讓肩膀稍往後方自然放下。手肘往外翻轉，使手掌朝向正面。

將力氣放鬆，手腕和肩膀往後拉伸。

1天1～3次

伸展頸椎

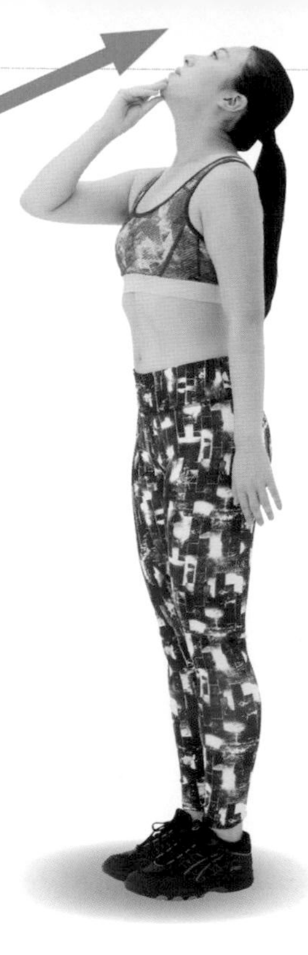

1

單手抓握住下巴，讓脖子往後仰、看著天花板。

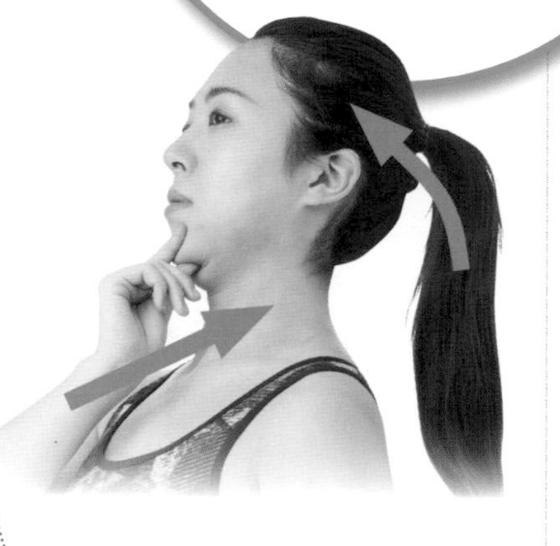

2

保持單手抓握下巴的姿勢，一面將臉的位置移回正面，一面以手指施力，讓下巴往後方挪移 5 公分左右。

(!) 想像從頸肌到後腦都位在一條直線上。

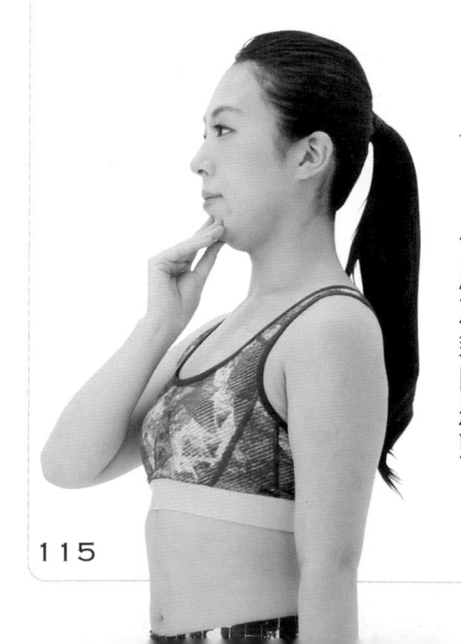

3

當臉的位置移回到正面時，頭部在脖子的正上方。確認頸部後方呈現伸展放鬆的狀態。

1天1～3次

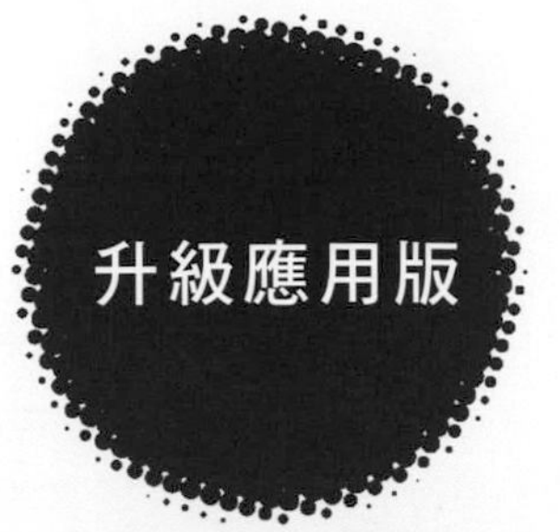

利用「骨骼訓練」恢復年輕、預防骨質疏鬆症

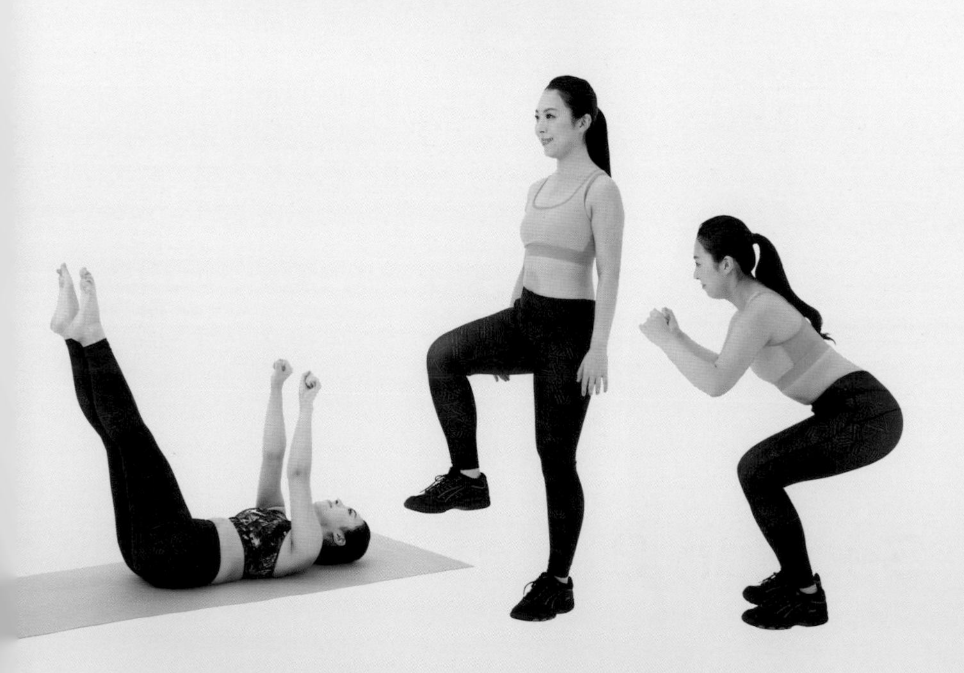

目前為止，關於正確的靠牆站的方法，已進行了詳細的分解說明。接下來要介紹的，是離開牆面進行的應用鍛鍊——「骨骼訓練」。

當骨骼受到刺激時，其周邊的血管和淋巴組織會跟著受刺激，全身的血液循環和淋巴循環也會更加順暢，進而提高造血功能。骨骼分泌出的荷爾蒙可以預防老化或骨質疏鬆症等疾病。再者，由於附於骨骼上的肌肉也跟著骨骼一起運動，所以也能達到鍛鍊效果。

要讓效果彰顯出來的重點在於姿勢，請牢牢記住脊椎骨的正確形式。為了能以正確姿勢進行訓練，請務必先利用靠牆站的方法矯正歪斜的姿勢後，再投入正式的訓練。

以仰臥姿勢進行的骨骼訓練，是以刺激副交感神經為主，因此也可幫助入眠。伸展肌肉達到放鬆效果的同時，也能提升身體的柔軟度，值得推薦。

Section 3

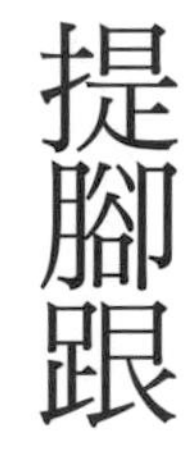

1天10~30次

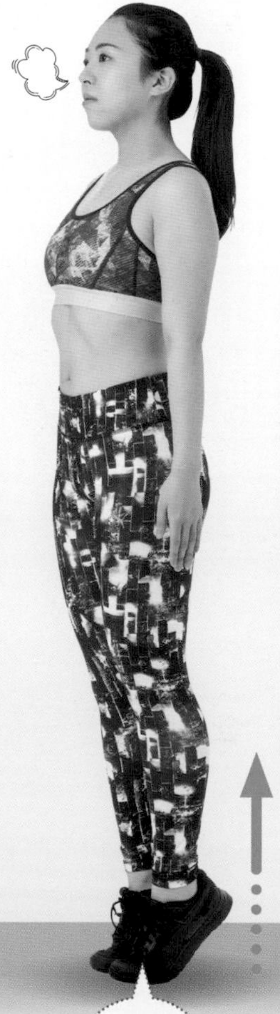

1

靠牆站立，
以背肌貼著牆面伸展的狀態，
將腳部併攏站穩。

2

雙腳併攏、
提起腳後跟，
再緩緩地放下。

❗身體放鬆不用力。
用鼻子深深地吸氣、吐氣，
意識集中於呼吸，不要憋氣。

提臀深蹲

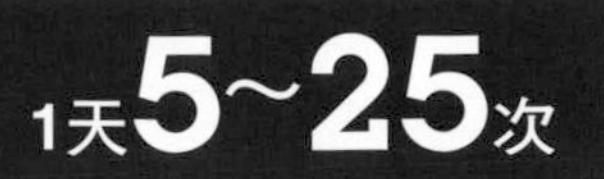

！膝蓋不要超過腳趾尖

慢慢地回到原來的姿勢

1
兩腳張開與肩同寬，腳趾稍微朝外站穩，臀部往後方翹起。

2
膝蓋至少要彎到90度左右，從臀部到頭部保持挺直並伸展背肌，往下深蹲。

3
一邊從鼻子吐氣，然後在7～10秒內，慢慢地回到原來的姿勢。

重心移動訓練

接著左腳的指尖著地。不要抬起腳跟、停留 3 秒鐘後，

2

一邊將重心移往左腳的指尖，一邊抬起右腳的腳跟。

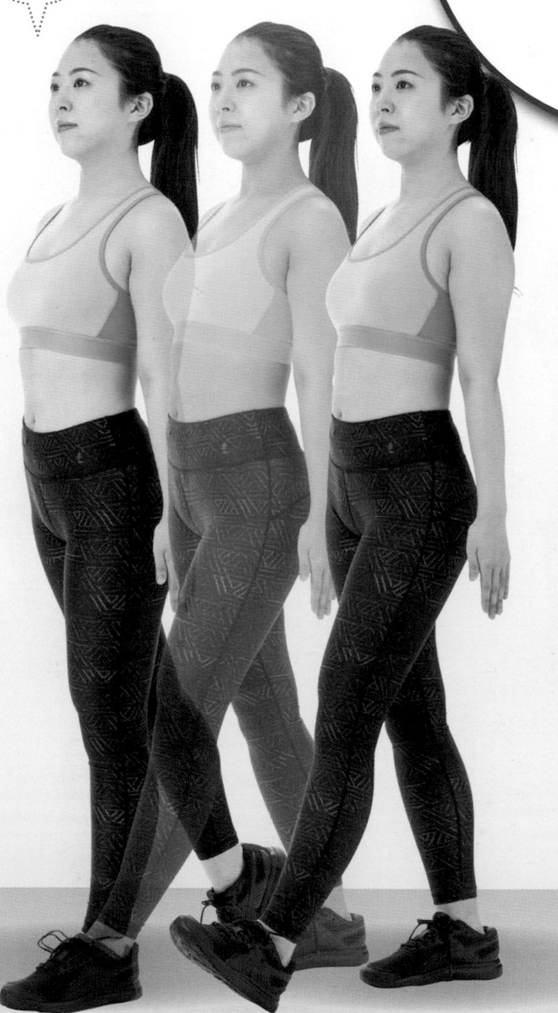

左腳往前踏出，膝蓋不要彎曲、要伸直往前，從腳後跟著地。

1

家裡的走廊（5m）
1天來回1～3次

！花2～3分鐘的時間，
慢慢地移動重心走5公尺，
促進神經、骨骼、關節、
肌肉之間的連動。

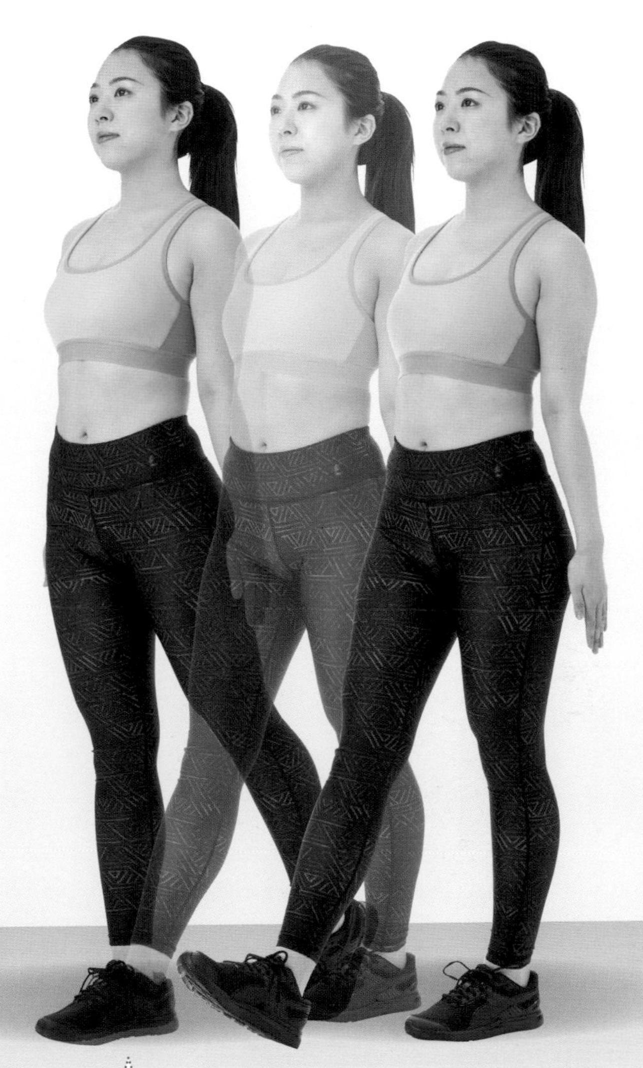

3
右腳的腳跟、指尖依序著地，
停留3秒鐘。一邊抬起左腳的腳跟，
一邊以右腳的指尖踩著地面。
重複進行1～3的動作。

轉動肩胛骨

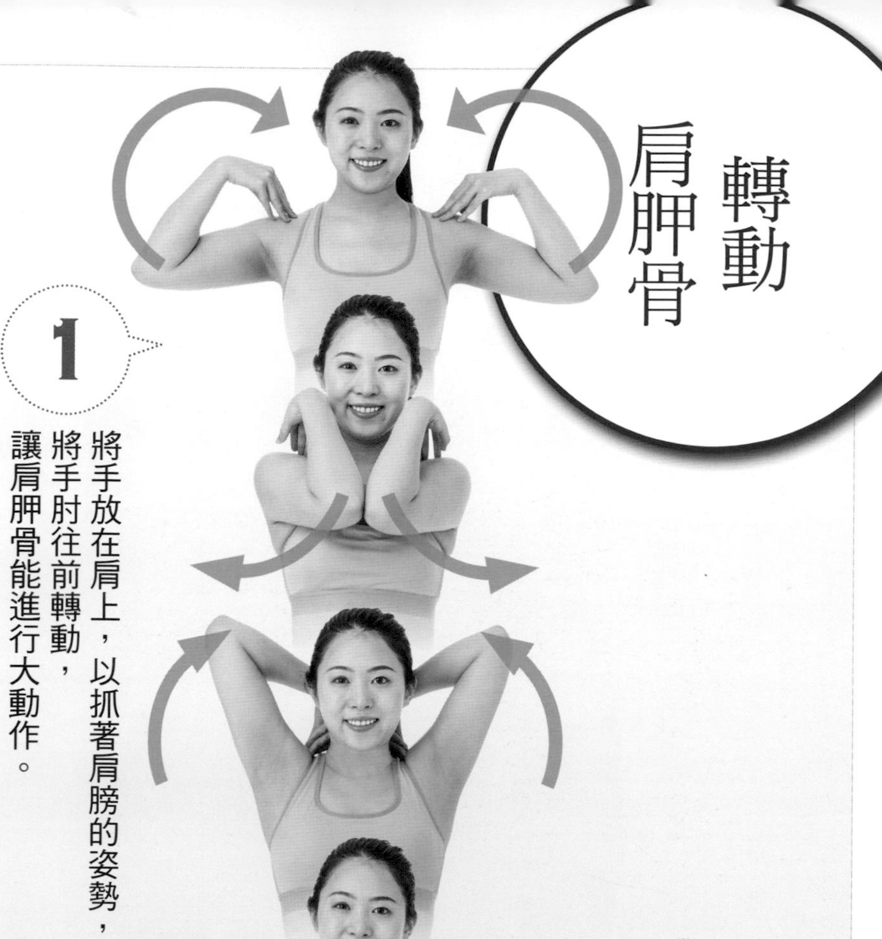

1

將手放在肩上，以抓著肩膀的姿勢，將手肘往前轉動，讓肩胛骨能進行大動作。

2

將手放在肩上，手肘往後轉動，讓肩胛骨能進行較大動作。

前轉／後轉
各 1 分鐘

單腳站立

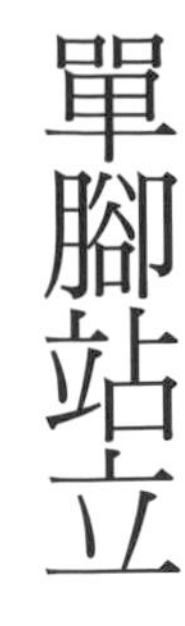

1

從臀部到頭部保持挺直，並伸展背肌，確實站好。抬起右腳，伸直做為支軸的左膝內側，維持縮小腹、拉提臀部（尾骨）的動作。腳的高度要離地5公分以上。

如果沒有支撐會搖晃不穩時，可以用一根手指撐住桌子等穩固的物品，以支撐平衡。

右腳／左腳
各**1**分鐘

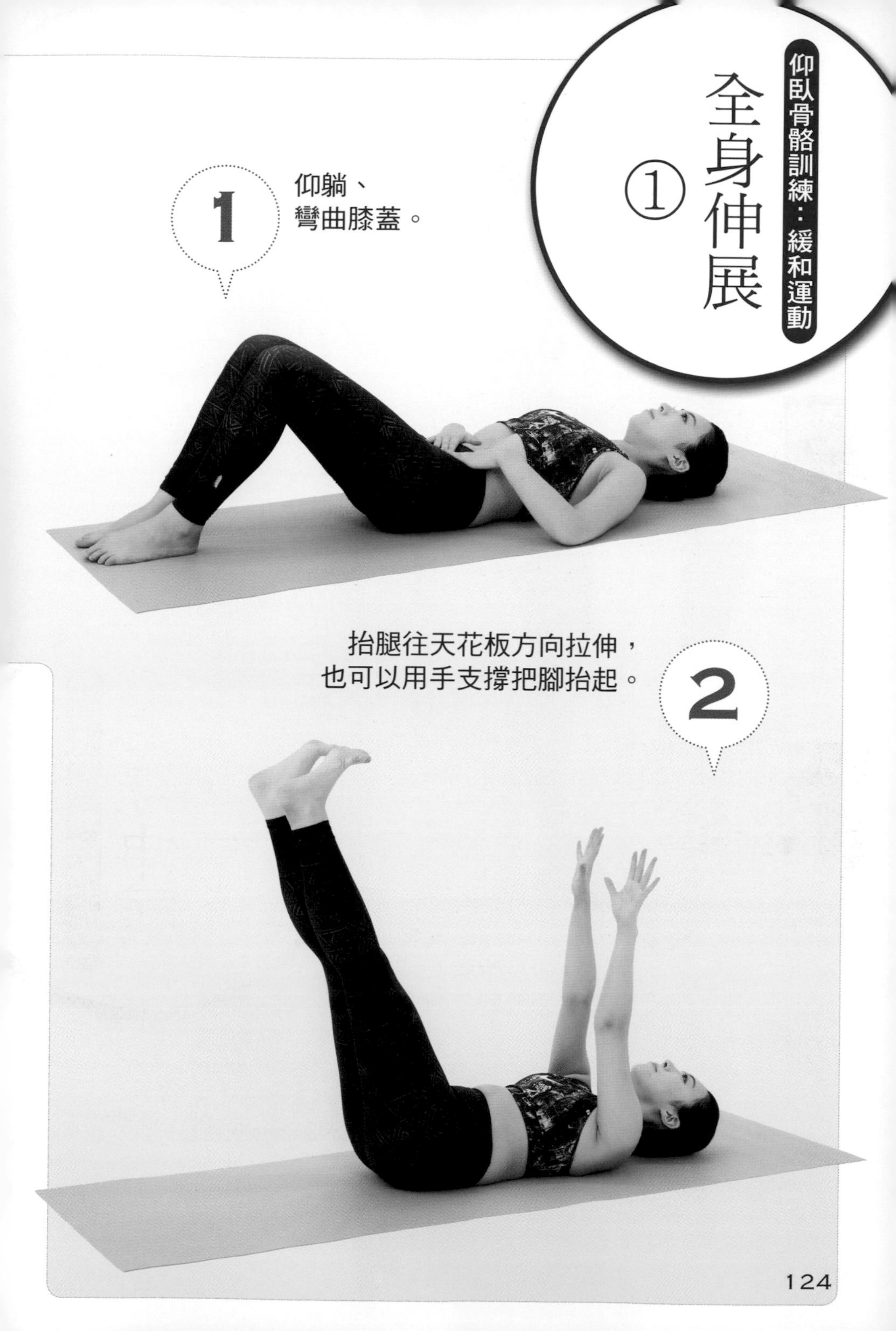
仰臥骨骼訓練：緩和運動
全身伸展①
1
仰躺、
彎曲膝蓋。
抬腿往天花板方向拉伸，
也可以用手支撐把腳抬起。
2

3
進行腳掌的石頭、
布猜拳運動。
不勉強的範圍內
做30秒

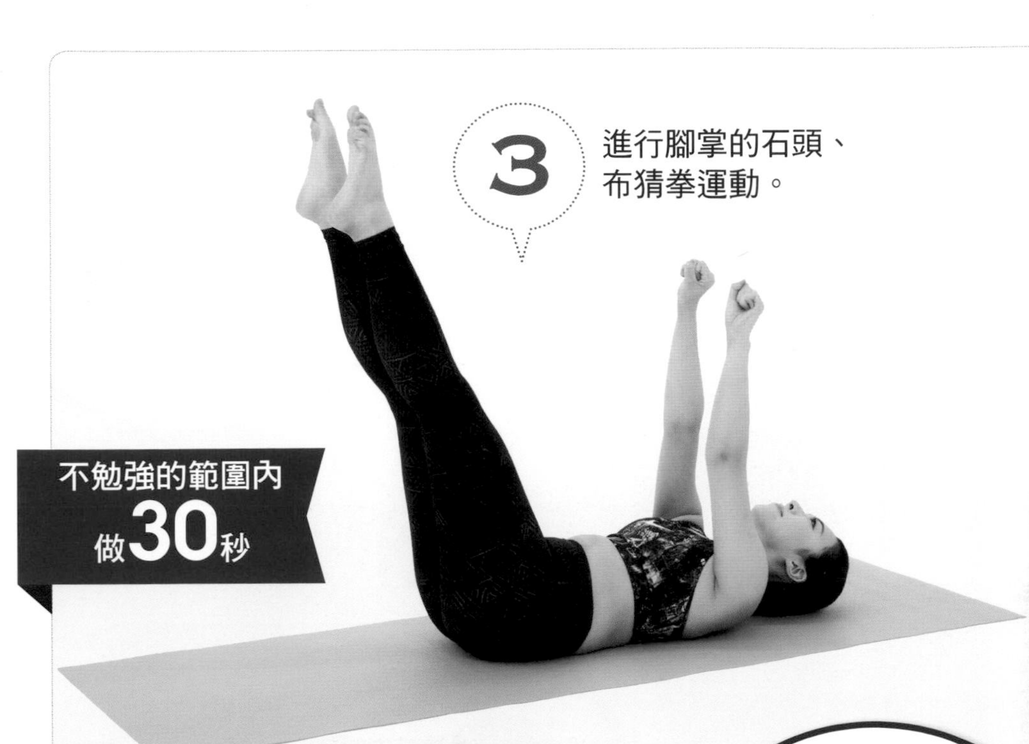

仰臥骨骼訓練：緩和運動

全身伸展②

不勉強的範圍內
做30秒

仰躺，手掌朝上、
雙手往頭部的方向舉高伸展。
用力伸直手腳，
就像要把整個軀幹伸直一樣。

仰臥骨骼訓練：緩和運動

左右扭腰

1 仰躺，將單腳往側邊扭轉，伸展腰部。

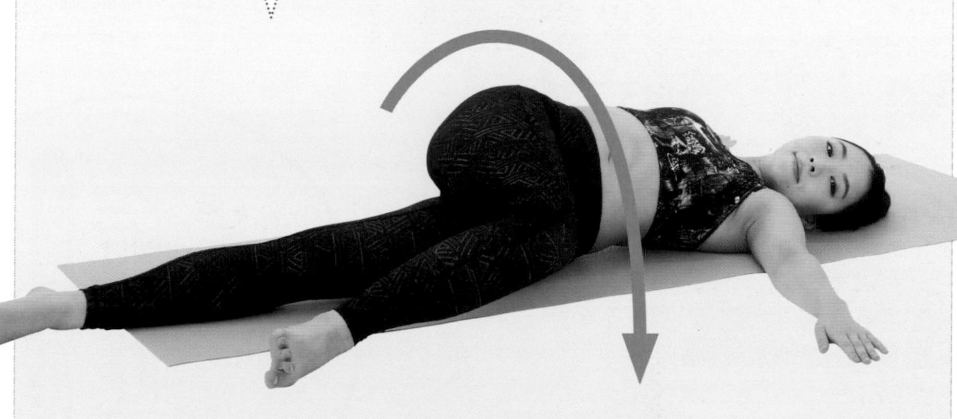

此動作可增加脊椎骨的柔軟度、改善骨盆歪斜。

不勉強的範圍內
做30秒

抱膝訓練

1

仰躺，
彎曲單腳的膝蓋。

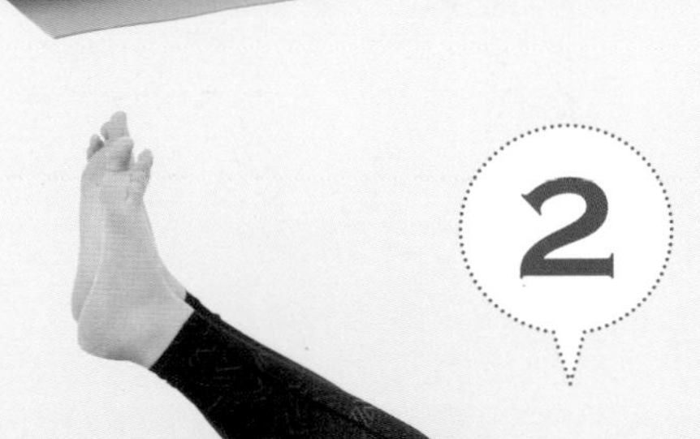

2

雙手環抱大腿，
一邊把身體縮成圓狀，
一邊將膝蓋往胸口靠攏。

不勉強的範圍內
做**30**秒

此動作能伸展到腿後肌（Hamstring），
可增加股關節或膝關節的柔軟性。

仰臥骨骼訓練：緩和運動

腹式鼻呼吸

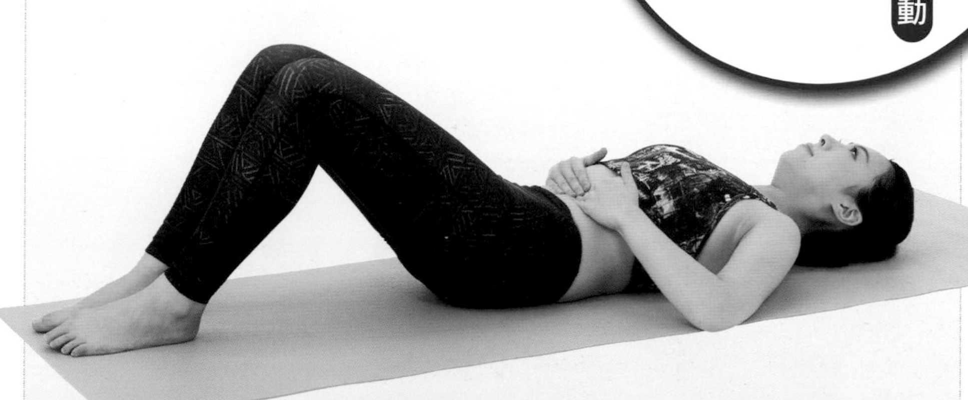

1

仰躺放鬆，
從鼻子慢慢地大口吸入空氣，
想像空氣停留在肚子裡，
將肚子鼓起來。
接下來，再從鼻子慢慢地吐氣。

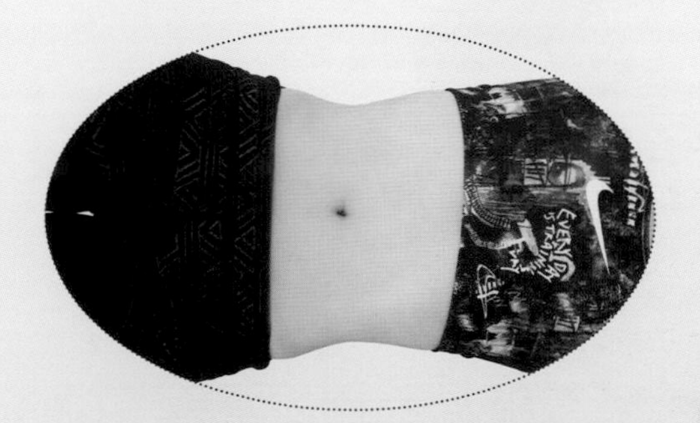

肚子好像被壓平一樣，
吐出所有的空氣。

做30秒

第 4 章

找回健康力！利用「靠牆站」迅速根治症狀的實證分享

在本章中，將介紹本院的病患實際進行靠牆站的訓練後，在他們身上發生什麼變化的經驗談。

即使患有風濕病和各種疾病，但已經改善到有信心未來可以恢復行走能力。

竹田綠女士（假名）・73歲

和女兒過著兩人生活的竹田女士，由於工作關係要經常勞動手部，在二十幾年前感到手腕僵硬，被醫院診斷為類風濕性關節炎。但是，本人在這之後還是一如往常，熱衷於登山，過著在工作和家務間忙碌打轉的生活。

然而，隨著年齡增長，起床時自由活動身體漸漸變得不容易。雖然試著待在床上動動手腳，但是當僵硬感嚴重時，有時起床需要花上大約30分鐘的時間，因而有強烈的不安，擔心再這樣下去會臥床不起。雖然嘗試吃各種保健食品以恢復精神，也積極上健身房健身，但早晨起床的不適狀況仍然相當嚴重。

最後經過檢查後得知，已患有各種疾病。

- **類風濕性關節炎**
- **雙腳退化性膝關節炎**
- **頸椎退化性關節炎**
- **第3、4節腰椎滑脫症**
- **骨質疏鬆症**

在不能拖累家人的考量下，竹田女士一面積極進行運動療法和物理治療，一面努力維持著時好時壞的狀況，直到得知本院有實施針對運動障礙症候群的「預防臥床保健法」，於是前來接受運動障礙的檢查。

「以前自己是那麼活躍，現在卻怕到連登山都不敢想。覺得非動一動身體不可，所以去健身房時總是很努力運動，但是每次不是手無法舉高，就是抬不起腳，行動反而更不方便，我覺得這方法應該不適合我」。

經過本院院長說明靠牆站的方法後，竹田女士其實對新的運動沒抱多大希望，似乎有點畏縮。但經過檢查後，發現她正處於活動機能開始降低的運動障礙度1的狀態，考量到之後可能導致的疾病，擔心如果再不努力一下的話，將來可能會臥床不起，而且院長也強力說明「身上有各種病痛也沒關係，做起來很簡單」，因此開始嘗試此訓練。

竹田女士開始實行「靠牆站」之後的感想是，「明明只是站著而已，卻感覺有用到腳部的肌肉。和健身房不同，感覺有鍛鍊到日常生活中必須用到的肌肉」。

除了靠牆站，醫院方面也教導了可以安心進行又不會傷到膝蓋或股關節的「簡易深蹲」。根據本人的說法，這種深蹲的方法，腳部是可以承受的，雖然剛開始會引起輕微的肌肉疼痛，不過持續進行2週後，就能確實感受到「身體似乎變得更有精力了」。

2個月之後，則確實感受到「早上醒來後，可以輕鬆地起床了」。

之後，原本需要緊抓著扶手慢慢走下樓梯，現在也能不借助扶手就能順利地上下樓梯，連本人都大感吃驚。之前每天面對痛苦，過著憂慮不安的生活，就像是一場噩夢。附近的鄰居也說「妳看起來好年輕」，從外表開始，整個人都變得更有活力。

竹田女士是骨盆前傾和駝背的問題，因此指導她利用靠牆站的方法矯正前傾姿勢，讓骨盆的位置恢復、挺直站立，以及拉提腹部和臀部。

①骨盆前傾

一旦骨盆前傾，腰部肌肉就會僵硬緊繃而帶來負擔，成為導致腰痛的原因。腰部會變僵硬，是因為臀部的臀大肌和大腿後方的肌肉衰弱所致。因此在指導靠牆站的動作時，特別要求在1分鐘內持續進行伸直膝部、臀部用力的動作。請病患操作第3章的訓練動作時，會提醒她有意識地把重心放在後面。

②駝背

駝背是因為長年習慣屈彎背部，導致背部中央的肌肉變圓、不易恢復到正確姿勢的狀態。背部就像龜殼一般蜷曲成圓狀，肌肉變得僵硬。

長年維持背部蜷曲的狀態，會導致脊椎變形、壓迫到放置心臟、肺臟等器官的胸廓，引起肺功能衰退。一旦肺功能衰退，呼吸就會變淺，吸入全身的氧氣減少，血液循環也跟著變差，因此身體容易疲勞，也成為全身不適的起因。

在靠牆站的動作中，會請病患一面用鼻子吸氣、一面抬起雙肩，然後往後方放下肩部，要有意識的改變肩部的姿勢並同時拉提胸部。

根據病患的自述，在開始進行靠牆站之前，原本頸部、手臂、腳等某些部位會經常疼痛、麻痺，但現在所有的症狀幾乎消失。之前要上下拿放棉被、使用吸塵器時會有些許不便，現在做這些事也變得輕鬆多了，擔心會在家中摔倒的不安感也一掃而空。

竹田女士在向醫生諮詢之後，得以停止下列原有疾病的藥物治療。

- **雙腳退化性膝關節炎**
- **頸椎退化性關節炎**
- **第3、4節腰椎滑脫症**

至於腰椎的骨密度方面，從4年前開始觀察至今，上升了5.18％，即使是從4個月前來看也上升了3％，數值為1175 g/cm^2，跟同齡者的平均骨密度相比則相當於140％，不只如此，跟年輕成人的平均骨密度相比之下也高達110％。

「沒想到自己可以變得如此健康、所有日常的動作也都能輕鬆做到。不必特地跑去健身房，只要晚上睡前在家中做一些靠牆站和深蹲的訓練就好。我原本就有許多疾病，所以身體也有很多疼痛和不舒服的地方，但即使有病痛也能做的靠牆站訓練，不僅簡單、做起來也很輕鬆。當然，也不用花到治療費用。風濕病的用藥和治療、檢查方面雖然有保險給付，但部分還是需要自付。

如果想到將來因為疾病而住院或進入安養中心，那麼靠牆站可說是一種對健康的投資。不再每天抱著不安的心情，周遭的朋友和家人也說我『看起來很有精神』，從今以後我也會挺起胸膛、精神抖擻地繼續進行靠牆站的訓練。」竹田女士開朗地述說。

可以想見她又能充滿自信、神采飛揚地與同伴一起登山了。當然，我們可以靠自我學習而獲得健康，但如果有夢想和同伴隨行，心裡便會更踏實。希望她今後也能持續實行靠牆站的訓練，開朗積極地過著每一天。

過去被孫子指出「姿勢怪怪的」而感到煩惱，現在不僅外表看起來變年輕，腰部和膝部的疼痛也消失了。

丹波橋保子女士（假名）・79歲

丹波橋女士是一位在公有市場裡販賣蔬果的攤主。在25年的工作期間，因為每天搬運沉重的紙箱，導致膝部彎曲變形、駝背等問題。

每天用大腿前方頂著塞滿水果的紙箱，將箱子搬運至各處；彎曲膝蓋承受貨物的重量，以減輕腰部的負擔……。根據本人的敘述，由於25年來持續這種姿勢，身高也縮水了5公分，變成146.3公分。

因為這個不良姿勢並非可以輕易矯正，丹波橋女士因而放棄了治療。

丹波橋女士的站姿有點獨特，以腹部往前突出的姿勢，曲膝支撐上半身的重量，大幅拱著背以維持平衡。即使自覺到駝背而伸展背肌，但因為骨盆後傾、膝部彎曲變形，也很難根治，於是最後選擇置之不理。

但是經過我們診斷後，得知姿勢不良並非長年積習而成，其實是因為「搖擺背」的姿勢，為了維持平衡而逐漸加大傾斜度，變成獨特的站姿。診斷結果發現，病患有第4腰椎退化性滑脫症和退化性膝關節炎。

丹波橋女士的住家距離女兒女婿的住家，開車大概花費60分鐘左右，外孫經常會到家中玩樂。某一次家族開心團聚時，孫子說了這樣的話。

「外婆的姿勢好奇怪啊！知道自己的姿勢是怎樣的嗎？我來模仿一下外婆的姿勢，看一下喔！怎麼樣？就是這個樣子喔。」

於是，孫子模仿了膝蓋彎曲、腹部往前突出、背部蜷曲的驚人駝背姿勢。身為外婆的丹波橋女士說著「哇，好厲害啊！怎麼能模仿得這麼像！大家來看看，模仿得真傳神啊！」並一面徵求女兒的認同。

孫子看起來相當驚訝，向大人們詢問「外婆，（這樣的姿勢）真的沒問題嗎？」

搖擺背姿勢

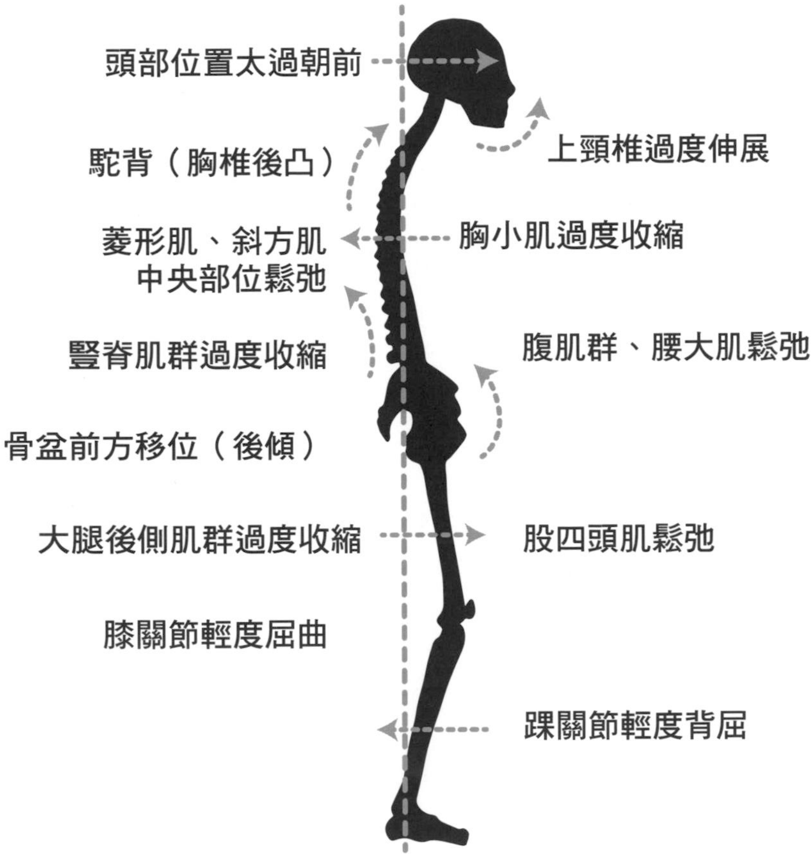

頭部位置太過朝前

駝背（胸椎後凸）

上頸椎過度伸展

菱形肌、斜方肌
中央部位鬆弛

胸小肌過度收縮

豎脊肌群過度收縮

腹肌群、腰大肌鬆弛

骨盆前方移位（後傾）

大腿後側肌群過度收縮

股四頭肌鬆弛

膝關節輕度屈曲

踝關節輕度背屈

丹波橋女士拍著手、笑著打圓場，但其實內心受到衝擊。她確切感受到孫子也很期盼她能設法矯正姿勢。這樣的親子互動，總會在中元節、過年、黃金週、長假等團聚時刻上演。

由於強烈渴望和孫子短暫的相處時光能變得更愉快，因此開始進行靠牆站的訓練。靠牆站的動作可以同時改善從腳到頭的中心線，因此最適合丹波橋女士這種複雜的體態。我們指導她要伸展彎曲的膝部、提起臀部並縮起腹部。

矯正丹波橋女士的姿勢的靠牆站方法，由於要先調整姿勢的平衡，因此告知她要把重心放在內側、體重施加在從腳的大拇指延伸的線上，膝蓋併攏伸直，將後傾的骨盆往前傾至正確位置，改善成可維持平衡感的筆直站姿。

①骨盆的平衡

將後傾的腰部往前傾，以挺直骨盆。由於臀部肌肉和大腿後側的肌肉比較衰弱，因此在進行靠牆站的指導時，請病患要把意識專注在縮肛、拉提腹部的動作上。

頸部前屈導致頭部位置太過朝前時，就會壓迫到頸椎，也會有引發聲音嘶啞、胃食道逆流、食道裂孔疝氣、胃灼熱等消化器官疾病的風險。

在進行靠牆站訓練時，也請病患意識到要「一面用鼻子吸氣、一面抬起雙肩，然後往後方放下肩部，改變肩部的姿勢。這時候還要抬起胸部」。

想著每天只要執行1分鐘就好，於是持續2週在睡前進行訓練之後，就確實感受到活動身體時變得輕鬆多了，也比較不容易疲倦。

然後持續進行靠牆站訓練3個月後……。幾個月不見，再看到丹波橋女士的身影時，孫子興奮地歡呼「哇，看起來變年輕了，姿勢也不一樣了！」以這句話當開頭，許久不見的親戚們也齊聲喝采「變不一樣了！完全不同了！」大家都稱讚她「變年輕了」、「感覺改變了」。

不只是外在給人的印象，連丹波橋女士在進行靠牆站之前最在意的「腰部和膝部的疼痛」也一併克服了。

「2年前開始，因為腰痛很嚴重，開始做復健治療，用干擾波或電流刺激肌肉、鍛鍊背肌。復健師也有教導可以在家裡簡單進行的鍛鍊背肌的運動方法，可是怎麼做都無法持續進行腹肌和背肌的運動。

膝蓋痛時就去做關節注射、腰痛的話就吃止痛藥，一切都仰賴藥物，當時沒想過要靠自己運動身體做治療，所以覺得只要能維持這種感覺就行了。不過，接受靠牆站的指導後，覺得只要站著很簡單，而且又不花時間，所以就開始進行了。於是，漸漸能輕鬆地爬上離家最近的車站的長樓梯，下樓梯時也不用抓著扶手，家人都很吃驚。雖然他們擔心我不抓著扶手會不小心從樓梯上摔落而斥責，但完全沒事，不需要扶手了。」

姿勢調整好了，孫子和親戚不只驚訝於丹波橋女士變年輕，還能不靠扶手輕鬆步行，她現在是家人們的驕傲。

「即使上了年紀，也能靠自己做任何事。」

自從8年前先生過世以來，每天騎單車到附近的超市購物、自理三餐，打掃、洗衣也都是自己一手包辦。

「之前過中元節時，忙到有2週沒有進行靠牆站的訓練，結果瞭解到果然還是不能偷懶不做。自從進行靠牆站訓練之後，走路不像以前那麼搖晃不穩，偶爾晃一下還會讓我很驚訝呢。

早上起床時本來會有腰痛的狀況，進行靠牆站的動作後，疼痛馬上消失，這真是太棒了。每天晚上睡前的1分鐘，我覺得只要持續做下去，應該可以走著進棺材喔！我會抱著這樣的決心過生活（笑）」。

希望一輩子都能繼續靠自己的雙腿行走，丹波橋女士以「感恩與健康為座右銘」，帶著笑容、保持開朗的生活態度，過著對家人和周遭朋友而言也是如同珍貴禮物般的生活方式。我們由衷地敬佩她。

患有「退化性膝關節炎」的雙腿步行方式獲得改善，走路不會搖晃不穩，也能外出旅行。

墨染良子女士（假名）・77歲

墨染女士在京都車站前一間擁有500間房間規模的飯店中，從事需及時整理客房、鋪床及清掃的工作。由於是跟時間賽跑的工作，身體採用了很勉強的姿勢動作，造成足、腰的負擔，結果62歲時，在工作中腳突然不能動，被骨科醫生診斷患有「退化性膝關節炎」，此後站立變得愈來愈吃力。

決定要先治好身體之後，墨染女士就開始專心於治療，除了復健和注射，同時也接受糖尿病和高血壓等生活習慣病的治療。但是，某回在散步時因跌倒而造成骨折，再由骨折衍生成末梢性神經障礙，因此腳更難活動了。

骨折前的墨染女士有骨質疏鬆症，骨密度為0.928 g/cm²，與同齡層的平均值相較下為

骨密度與骨質疏鬆症的風險

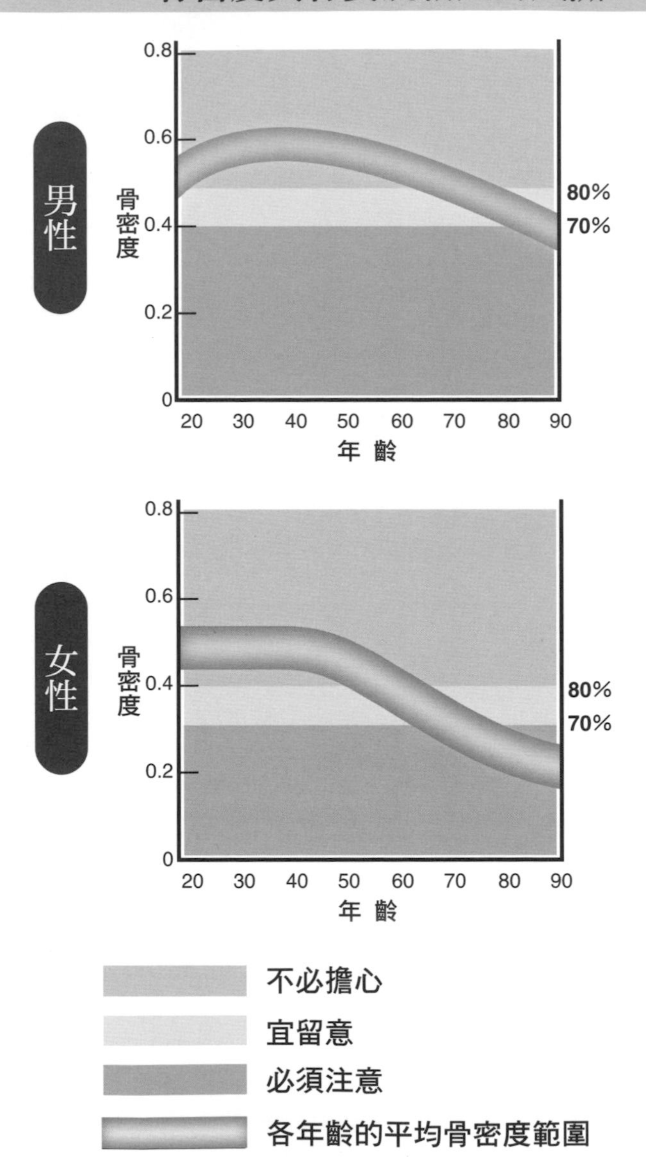

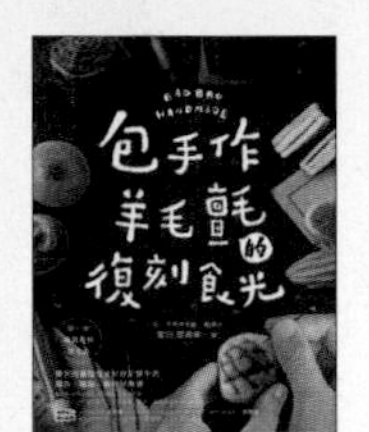

包手作羊毛氈的復刻食光

第一本擬真食物羊毛氈，帶你用基礎技法封存記憶中的麵包、糕點、眷村好味道

NEW

作者／雷包　定價／450元　出版社／蘋果屋

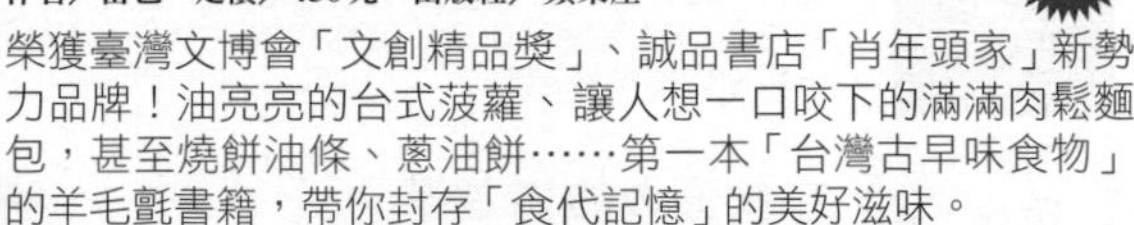

榮獲臺灣文博會「文創精品獎」、誠品書店「肖年頭家」新勢力品牌！油亮亮的台式菠蘿、讓人想一口咬下的滿滿肉鬆麵包，甚至燒餅油條、蔥油餅……第一本「台灣古早味食物」的羊毛氈書籍，帶你封存「食代記憶」的美好滋味。

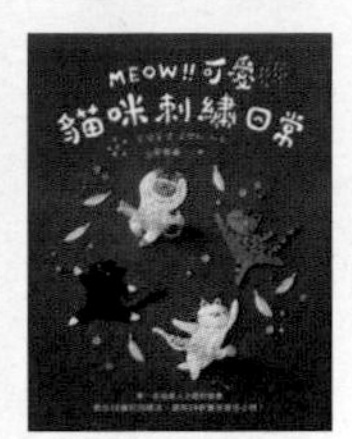

MEOW！可愛貓咪刺繡日常

第一本喵星人主題刺繡書
教你18種好用繡法，還有29款實用質感小物！

NEW

作者／全智善　定價／399元　出版社／蘋果屋

不是貓奴也立即被征服！日韓手作界掀起風潮的超萌「貓咪刺繡」，首度登台！本書針對初學者設計，僅用最簡單的繡法和線條，就做出質感滿分的精緻作品。並讓刺繡結合生活，做成口金包、束口袋等實用小物！

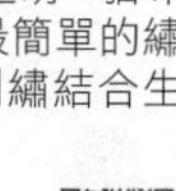

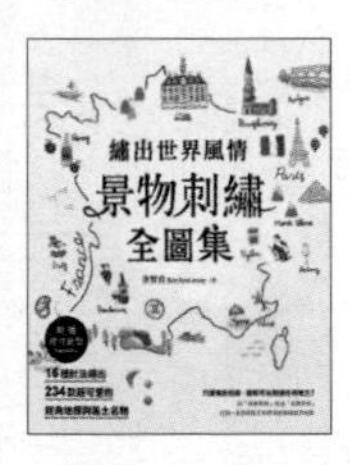

繡出世界風情！景物刺繡全圖集

16種針法繡出234款超可愛的
經典地標與風土名物（附贈原寸紙型）

作者／金賢貞　定價／399元　出版社／蘋果屋

第一本以世界地圖為主題的刺繡圖案集！韓國人氣刺繡老師Sunota，首度以最擅長的「插畫風格」結合「世界景物」主題，用15個國家的代表性地標、特產，獨創出234款精緻細膩的繡圖。

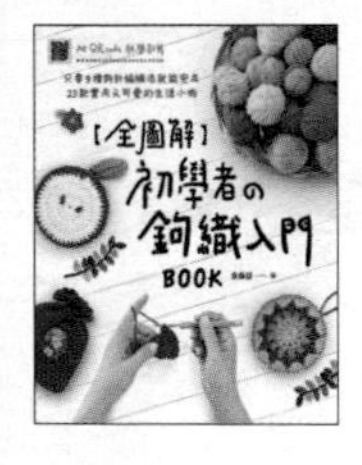

【全圖解】初學者の鉤織入門BOOK

只要9種鉤針編織法就能完成
23款實用又可愛的生活小物（附QR code教學影片）

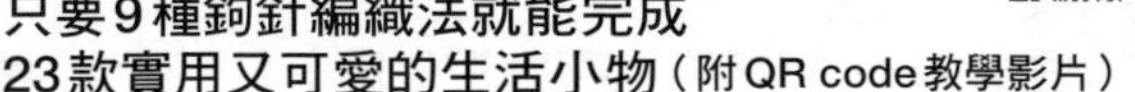

作者／金倫廷　定價／450元　出版社／蘋果屋

韓國各大企業、百貨、手作刊物競相邀約開課與合作，被稱為「鉤織老師們的老師」、人氣NO.1的露西老師，集結多年豐富教學經驗，以初學者角度設計的鉤織基礎書，讓你一邊學習編織技巧，一邊就做出可愛又實用的風格小物！

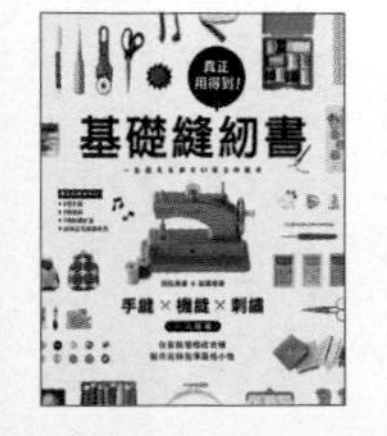

真正用得到！基礎縫紉書

手縫×機縫×刺繡一次學會
在家就能修改衣褲、製作托特包等風格小物

作者／羽田美香、加藤優香　定價／380元　出版社／蘋果屋

專為初學者設計，帶你從零開始熟習材料、打好基礎到精通活用！自己完成各式生活衣物縫補、手作出獨特布料小物。

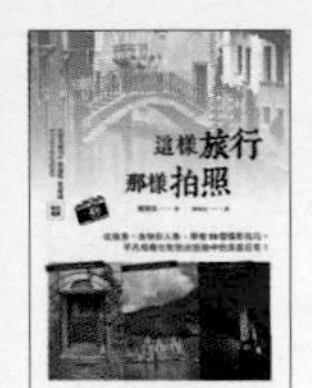

這樣旅行，那樣拍照

從風景、食物到人像，學會28個攝影技巧
平凡相機也能拍出旅途中的美感日常

作者／鄭閏喜　定價／480元　出版社／紙印良品

適用「任何相機」的基礎功能教學，加上「手機、相機」都能應用的構圖調光訣竅！讓你在旅途中「一鏡到位」，拍下一眼瞬間的驚艷感動！

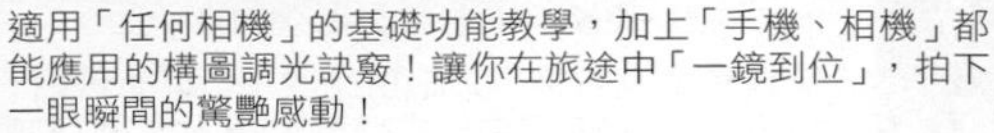

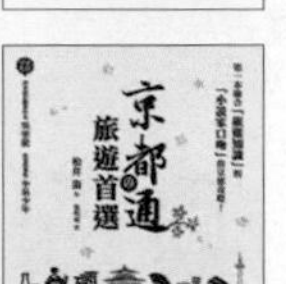

京都通の旅遊首選

在地達人破解50個京都玩樂重點
教你不走錯路、不白花錢
就算第一次出遊也能變行家！

作者／柏井壽　定價／299元　出版社／蘋果屋

住京都60多年的人氣作家柏井壽，第一本融合「旅遊知識」與「小說家口吻」的京都旅遊攻略！涵蓋交通、景點、美食到歷史知識等種種內行人門道，讓你用最輕鬆快速的方式，玩出專屬於你的京都路線！

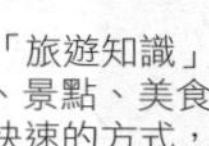

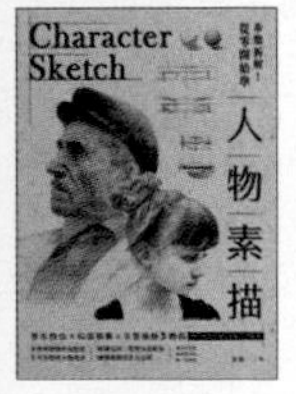

從零開始學人物素描

基本技法×局部解構×完整描繪3階段
用一枝鉛筆畫出超逼真肖像畫

作者／金龍一　定價／360元　出版社／紙印良品

韓國Naver「鉛筆素描」部落格知名畫家講師，最新暢銷之作！不分年齡，只要一枝4B鉛筆，就能捕捉所愛之人的幸福日常！從構圖、明暗，到透視法、立體感營造，62個素描技法全揭露！

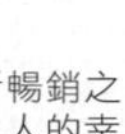

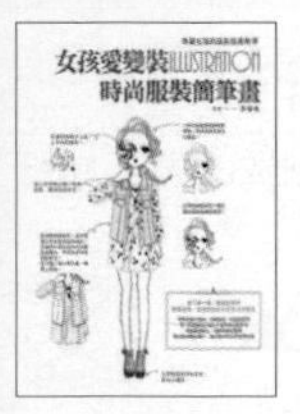

女孩愛變裝，時尚服裝簡筆畫

專屬女孩的服裝插畫教學

監修／李宣美　定價／450元　出版社／紙印良品

流行服裝、百變造型、時尚配件，從最基礎的繪畫技巧教起，再搭配讓人物更加精緻的上色祕訣大解析，讓你不管是畫出漸層還是衣服的皺褶等各種小細節，都能夠快速上手！

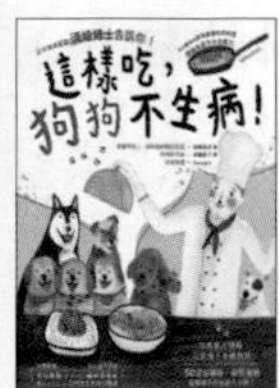

這樣吃，狗狗不生病！

日本首席獸醫須崎博士告訴你！
4步驟做出狗狗最愛吃的料理，增強免疫力&自癒力

作者／須崎恭彥、武藏裕子　定價／280元　出版社／瑞麗美人

《這樣吃，狗狗不生病》暢銷新封面版！日本首席獸醫須崎恭彥、寵物料理專家武藏裕子聯手，公開分享50道營養、好吃、又具保健功效的寵物料理！

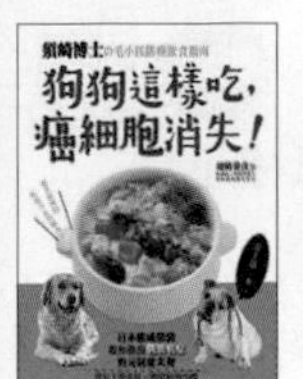

狗狗這樣吃，癌細胞消失！

須崎博士的毛小孩防癌飲食指南・日本權威獸醫教你做出「戰勝癌症」的元氣愛犬餐

作者／須崎恭彥　定價／320元　出版社／瑞麗美人

你知道嗎？狗狗也會得癌症！史上第一本專為毛小孩設計的「防癌飲食」指南，教你利用全年都能買到的平價食材，用超簡單的料理步驟，讓愛犬增進食慾、體力變好，大大提升免疫力&自癒力！

114％，可算是在平均值之上。但是，與年輕的成人相比，則是低了5％的狀態。即使只是低了5％，也說明骨骼的新陳代謝有衰退現象。我們應該以理想值的骨密度為追求目標，而不是標準值。即使骨量逐漸減少，也不會有任何自我察覺的症狀，骨質疏鬆症會默默地惡化才是危險的地方。

同住在一起的兒子說她走路搖晃不穩、看起來很危險，因此才請她到本院的體操教室接受運動指導。墨染女士自己也感覺到身體經常搖晃不穩，好像腿上的肌力突然被抽走，對於不抓著東西就無法走路的情況日益嚴重，感到非常不安。下肢和上肢的疼痛、麻痺或僵硬等感覺很強烈，上下樓梯很吃力，尤其在下樓時會覺得非常害怕。

女性的骨密度在更年期之前還很高，然後會隨著年齡增長而逐漸減少。如果不要以同年齡層同等程度的骨密度標準值做為標準，而是以年輕成人的理想值為追求目標，那麼就不會出現背痛或腰痛、駝背等症狀，也能降低骨折的風險。

靠牆站的訓練可以帶給骨骼適度的負荷，達到強化骨骼的效果，進而預防骨密度降低，也能鍛鍊到肌肉。

矯正墨染女士姿勢的靠牆站動作，重點不是放在退化變形的膝部，而是要著重於導正全身的重心。首先，先進行改善不良姿勢的「靠牆站」訓練，以提高骨盆和股關節的可活動範圍，教導病患將後傾的骨盆前傾到正確的位置，以便能挺直平衡地站立。

①骨盆的平衡

請病患進行將後傾的腰部往前移的挺直骨盆的動作。為了提高腹肌力、穩定骨盆的位置，請病患將意識集中在繃緊腹部、往內縮小腹以提高腹壓。

②駝背

因為背部長期維持蜷曲，所以呈現脊椎後彎的狀態。由於重心偏向後方，因此推測這是為了補救駝背的情形才經常彎曲膝部，重心轉到膝部而造成很大的負擔。

在開始進行靠牆站訓練時，病患表示「如果只是站立，那就做得到」。經過2個月之後，上下肢的疼痛慢慢減緩，抓著扶手就能用平常的速度上下樓梯，也能平穩地、充滿自信地行走。病患表示，體力增強到可以準備餐點或收拾廚房，使用吸塵器和晒棉被等家事也沒問題。這些一般人視為理所當然她卻無法做到的事情，都發生了改變。

「因為膝關節炎造成腳不能動的時候，被時間追趕的壓力，大過於跟時間奮戰完成工作的成就感，很後悔自己沒有顧慮到身體的狀況。

不過，現在確實感受到，即使到了這把年紀，身體也可以改變。我往後的目標是，不管活到80歲或90歲，都要維持現在的狀態。為了活出100分人生，也要治好因退化性關節炎產生硬化的O型腿，讓雙腳不會感到不便、可以自由到處走動。」

語氣堅定的墨染女士，眼裡似乎已經預見90歲時的自己。我們不由得想像著每年在出身地長崎舉辦的同學會上，墨染女士踩著健朗的步伐、愉快地聊天的丰姿。

試過各種保健方法仍無法治好的「胸椎後凸症」竟然克服了。

上鳥羽喜美子女士（假名）・76歲

上鳥羽女士在1年半前經診斷有胸椎後凸症，經常感到胃悶、食欲不振，其原因也可能是胸椎後凸導致對內臟的壓迫所致。此外，身上還有骨質疏鬆症、雙腿內轉肌腱炎、雙肩肩周炎、頸椎退化性關節炎、腰椎第4節退化性滑脫症等各種疾病。

由於有腰痛和背痛的問題，長時間行走會覺得疲勞，但又覺得做些運動會比較好，所以一面看電視的健康頻道、閱讀健康養生相關書籍，再試著進行自成一格的保健方法。可是，卻發現身體愈來愈虛弱，參加需要公開露面的社區活動或與朋友外出時，都會感到痛苦，心情也很沮喪。

從學生時代就很好學、高中時期成績總是維持頂尖的優等生，和大家過著熱鬧、愉快生活的青春歲月，畢業後也在公務機關與業務工作上發揮領導能力，總是周遭的注目焦點。過去的自己和現在的自己相較之下，簡直判若兩人。

病患本人覺得不能再這樣下去，因此於二〇一七年十二月左右，決定接受靠牆站的指導。一開始在自家進行睡前1分鐘訓練時，因為太過於簡單，帶著「這樣做會有什麼變化？」的疑慮，直到持續進行幾週之後，覺得好像恢復到以前那個精力充沛的自己。

矯正上鳥羽女士姿勢的「靠牆站」訓練，說穿了，就是一個為了矯正骨盆前傾的動作。由於骨盆前傾嚴重，如果再放任腰椎前凸的情形惡化下去，不僅椎管會變狹窄，也可能造成椎間盤往後突出並刺激到神經的狀況。

因此，我們指導她進行不會造成背部後方骨骼負擔的縮腹訓練。

①骨盆的平衡

利用將前傾的腰部往後傾的動作，鍛鍊患者挺直骨盆。此外，如果是腹部突出的姿勢，會強化骨盆前傾（腰椎前彎）的問題，必須進行腹部訓練。由於需要腹肌力，因此建議病患坐下時，一面將腰下放到椅座上，一面用力縮起小腹。

上鳥羽女士原本需要靠推車支撐，才能前往附近的超市購物，改善後可以再度騎著腳踏車前往，還能到不同店家採買蔬菜、肉類或魚貨。覺得這樣的自己很可靠，在體力上也產生自信。根據病患本人表示，如果對食材講究，用餐時就會覺得特別美味開心，食欲也跟著增加。

身體有變化，心情也會跟著改變。

「早上起床看到窗外的景色，心情會很愉快。由於睡得沉，前一天的疲勞也都消失無蹤。以前從椅子上站起來很吃力，現在的自己可以動作俐落地收拾東西，真的很開心。在準備餐點時，也能搜尋新的食材或烹調方法、追求美味和簡化烹調步驟。」

即使是覺得很難應付的人，自己也會主動攀談。在交談過程中就算對方說了感覺不舒服的事，也漸漸能夠釋懷。

「覺得頭腦變靈光了。以前會思考不周，看電視或閱讀時不太能理解內容意義，記憶變模糊、思考時也不太敢下判斷。跟別人說明事情時，對方不知為何總是很難理解。以前曾經有過的這些情形，回想起來彷彿是假的！現在頭腦變靈活，學習才藝也很樂在其中。」

身體的改變讓上鳥羽女士發揮原本的積極性和社交能力，原本完全不參與的社區活動，現在都會積極參加。也會和舊識、朋友互通訊息，相約到處走走。

除此之外，以前在醫院的候診室裡都閉目等待，不和周遭他人有互動，現在會積極地和附近的病患交談、和復健科醫生或護理師開玩笑。僅僅幾週的靠牆站訓練，改變了上鳥羽女士所有的生活。

「以前不會照鏡子看自己的姿勢，也不在乎別人怎麼看自己，但現在每天都會注意姿勢。看到走路外八或駝背的人，會警覺地注意自己的姿勢和走路方式是否沒問題，並提醒自己伸直背肌。

看到頭部或頸部前傾的人，就會擔心會不會肩膀僵硬、呼吸是否不順，自然而然地利用學會的知識，矯正自己的姿勢。

以前要出門時真的覺得很痛苦，但現在心情變好了，外出也成為樂趣之一。我想要永保年輕活力，不靠拐杖用雙腳走路。也要持續學習新事物，有想做的事就去嘗試，盡可能地付諸行動。」

以往試過各種保健方法的上鳥羽女士表示，「希望用更有效率的好方法，改善身體狀況」。而她選擇了靠牆站的這個方法，我們也感到相當開心。

身體變得更健康的她，與醫生諮詢之後，現在只需要服用骨質疏鬆症的藥物，以前身上的一堆疾病也都不需要治療了。

期待上鳥羽女士往後也能積極地參與各種活動，成為改變周遭他人、影響社區的楷模，相信這樣的未來情景指日可待。

1年前發病的「腰椎椎管狹窄症」導致的下肢麻木和不安，一下子就不見了。

伏見富子女士（假名）・70歲

伏見女士1年前透過診斷得知患有腰椎椎管狹窄症，雖然沒有劇烈的疼痛，但是從臀部到腳部會有發麻、無力感。

在這裡先簡單說明一下關於椎管狹窄症的治療。椎管狹窄症大部分都能自然痊癒，因此只要沒出現麻痺、下肢無力、漏尿等馬尾症候群的症狀，大都會採取不開刀的保守治療，實施運動療法。因此，雖然稍微有發麻或麻痺的症狀也不必動手術。但患者本身每天卻不得不面對這些症狀，著實會令人感到不安與壓力。

伏見女士很擔心假如以後症狀變嚴重，最後可能會導致長時間不良於行的神經性間歇跛行。在門診接受X光檢查時，發現脊椎左傾、第5節腰椎受到壓迫。醫生在說明其原因與病況、對策時，並指出有駝背的問題。

為了避免症狀持續惡化，伏見女士打算做體操改善，於是自己看書找資料，進行能強化背肌、腹肌、臀大肌與臀小肌的腰痛體操。此時，也被診斷出雙手的手指有希伯登氏骨結和類風濕性關節炎，每天會有數次持續幾分鐘的麻痺症狀。正當不知該怎麼辦，束手無策而感到不安時，伏見女士來到本院。

「聽說是由院長親自指導靠牆站的動作，護理師也會一起加入指導，我想凡事總要嘗試看看。」

在矯正伏見女士姿勢的靠牆站指導中，由於要讓胸椎和腰椎能回復自然的S字型彎曲，因此除了進行適合骨盆後傾者的訓練，也增加適合肩部下垂者的訓練動作。

①駝背

因為長年累積的習慣，導致腰椎自然前彎的曲線消失，背部的S字型彎曲變平的這種狀態就叫「駝背」（圓背）。腰椎的椎間盤與椎間盤之間接觸的頻率增高，由於椎間關節的磨損加速，而出現下肢神經痛和腳部發麻疼痛等症狀。如果脊椎呈現無法自然避開重力的狀態，就容易引發椎間盤疝氣或椎管狹窄症，需要多加注意。

②骨盆的平衡

利用將後傾的腰部往前傾的動作，鍛鍊患者挺直骨盆。畢竟原因是在於臀部的肌肉和大腿後側的肌肉衰弱，因此在指導靠牆站的訓練時，會請患者要把意識放在用力縮起腹部、往上抬起腹部和胸部儘量伸展。

經過2個月靠牆站訓練之後，就發現那種說不上來的麻痺感消失了。

另外，伏見女士平常在走路時，會有意識地一面抬起胸部和腹部一面走路。這稱為「縮腹訓練」（draw-in），這個動作就是透過對腹部的腹腔施加壓力，以強化背部和臀部的肌肉，不僅鍛鍊到腹肌，也能鍛鍊背肌和下肢的肌肉，更增強了靠牆站的效果。

還有，根據患者表示，她在日常生活中也會想著靠牆站的基本動作。採用將肩胛骨抬起放下的這套肩部下垂者適用的訓練動作，於是身體變得可以靈活運動。

雖然伏見女士本來就有健康意識，但卻沒有運動經驗，也不會刻意去健身房或從事健行等運動。不過，聽說她年輕時在食品相關的公司中工作時需要長期維持站立，退休後即使站8小時也不以為苦，因此推測她在工作和生活當中，應該已經鍛鍊出能抵抗重力的體幹。

進行靠牆站的訓練後，一開始先出現的是外在的變化。從以前就被兄弟姐妹指責說她的姿勢不良，但最近好像完全沒有人再這樣說了。伏見女士看起來比實際年齡年輕了10歲左右。

她希望「不要再惡化下去」的駝背問題獲得改善。對於能夠這麼快就改善姿勢感到相當興奮。之前肩、頸、手腕、手、鼠蹊部、大腿、膝部、小腿肚、小腿、腳踝其中某些部位一定會有的疼痛或痲痺感也都消失不見了。

伏見女士表示，之前因為害怕以後可能無法行走而萌生的不安感消除了，今後要繼續走下去的決心變得很明確。我們都希望未來看到她在走台步表演時，能踩著踏實的步伐、展現出精神煥發的美麗姿態。

第 5 章

掌握黃金期！身體重返年輕的祕訣在於「睡前 1 分鐘」

你也想要矯正好姿勢，卻不得要領？

能矯正姿勢的椅子、有束腰效果的腰帶、矯正鞋墊等等，市面上販售著許多可以調整身體姿勢的商品。來到書店，也能在健康書籍專區中看到架上排著不少有關姿勢的書籍。專門矯正姿勢的醫療院所也散布全國各地。

會有這麼多的「姿勢」相關需求，這是因為大家都很清楚只要調整好姿勢，肩膀僵硬、腰痛等各種不適的症狀都能消除。

減輕對肌肉的負擔，就能改善僵硬或疼痛。還有，因為胸腔遭受壓迫而引起的「呼吸器官」、「消化器官」的機能障礙也都可以恢復正常。

雖然脊椎的變形或壓迫是間接性的，但是也和知覺、運動、情緒等中樞神經，以及控制體溫、消化、排尿的自律神經有所關聯。由於自律神經會從脊髓內通過，因此只要姿勢良好，神經細胞之間的通訊信號往來便能暢行無阻，乙醯膽鹼、γ-氨基丁酸（GABA）等由大腦的海馬迴或大腦皮質產生的物質，得以迅速地傳送到全身的末梢神經達到調整身體的狀況。

當神經傳導物質充分遍及全身，就能修復各消化器官、運動器官及循環系統，也能促進肌肉組織和骨骼的代謝。就如同之前說過的，在神經傳導物質暢通無阻的狀況下，情緒上的安定感、充滿精神與熱情，這些也可以視為姿勢改善後的效果。

如果是「靠牆站」，任何人都能輕易改變姿勢

就像前面提到的，姿勢的改善具有許多健康效果。但可惜的是，雖然有很多改善姿勢的資訊，運動器官疾病的患者人數卻未見減少。到底要怎麼做才能打破這種狀況呢？

在醫療現場，忘記做醫生或物理治療師指導的運動、用自己的方法運動但做到一半卻忘記繼續進行、因為疼痛而無法持續下去的個案等屢見不鮮。

「雖然得到相同的疾病，但是適合你的方法，未必就適合我自己。」

疼痛是主觀的感受，也是任何人都無法切身瞭解的感受，這是理所當然的事。

靠牆站的運動，哪怕已經80歲或90歲、是每個人都可以做到的運動。因為順應地心引力維持垂直重心平衡，不論男女老幼都能做。

而且，靠牆站的指標很明確，就是頭部、軀幹、上肢、下肢等身體各部位的重心線要與地面呈垂直狀態，不會搞錯方法也可以放心實行。

以往的運動療法無法養成習慣的理由

大家無法把醫師或物理治療師提供的運動療法當成習慣，最大的阻礙，首先想到的答案應該就是「時間」吧？

「醫院或診所教導了每天一次、能在家裡簡單做到的方法！」

但是，每天有很多事要忙，一忙起來就變成三分鐘熱度。等到快要去醫院回診時，從前一天開始思索沒運動的藉口，然後才推開診所的大門。你是否也有類似的經驗呢？

即使是再怎麼「簡單」、「不花錢」、「可以在家實行」的健康方法，唯有「持續」才是能看到效果的正途。在養成習慣之前，至少也要花上2～3個月的時間讓細胞死亡、再生，而在確定完全康復的狀態之前，則要花上超過半年的時間。

雖然充滿幹勁地說「我要矯正姿勢！」不過一開始要做的就只是挪出運動的時間而已。因為無論是工作、家事或外出，如果不優先去做那些非做不可的緊急事項，就會被投以冷漠、斥責的眼神，對於在這種社會下生存的我們而言，即使醫生警告說「檢查數值低於標準值，所以運動很重要」，我們也很容易就把那些對自己重要的事情往後拖延，漸漸地連重要性也愈顯薄弱了。

最後的結果就是在上一章所看到的那些病患的經驗案例。

「靠牆站」能變成生活習慣的３大要素

①夜晚是最佳時間點

如果是晚上睡前的時間，就不會有人打擾，可以集中精神在與自己的約定上。刷牙盥洗後，可以直接站在鏡子前進行靠牆站的動作；上床睡覺之前可以做靠牆站；洗完澡、換好衣服後也都能做靠牆站，不論什麼狀況下都可以。在做某件事情時「順便」進行也是很好的方式，因此請大家一定要試試看靠牆站。因為是在睡前的自由時段進行，所以很容易培養成習慣。

②在睡眠中讓身體自然記憶

靠牆站的方法不是用「頭腦」去記憶，而是讓「身體」去記憶。所謂的用身體去記憶，或許令人有點難以理解。就跟在學習跳舞時，剛開始會一面用頭腦思考一面模仿動作，但不知不覺就能在無意識下做出動作的理論相同。

靠著牆壁有意識地反覆進行一連串的動作，可以對腦細胞中的神經細胞造成電流刺激，透過刺激的連鎖反應以強化腦細胞的結合。在重複不斷結合的過程中，就會穩固地形成記憶。

反覆性運動會在大腦中被記憶下來，小腦則依照記憶下達指令。當小腦記住了，那麼即使在沒有意識的狀態下，也會無意識地做出動作，這就是讓身體產生記憶的腦部運作過程。

睡眠中是腦部處理資訊的時間，也是腦部比較容易記憶身體的形式、下達指示的時間。腦部在清醒時，無時無刻都在工作，睡覺時則整理並記憶白天發生的龐大資訊。

說個題外話，這種腦部的生理性工作，如果是曾經學過速讀或圖像判讀的人，就能實際體會其感受。腦部具有利用視覺在需要資訊時取出所需，並轉成電波訊號、形成記憶的機制。

靠牆站

↓

利用神經傳導形成全身的電流刺激

↓

用大腦產生意識

↓

由小腦代替大腦下達指令

↓

無意識

↓

養成習慣

整理由大腦發出的電波訊號的夜間時段，最適合用來固定身體的姿勢。當腦中的記憶固定了，白天活動時也會保持良好的姿勢。也就是說，不必用意識刻意提醒，而是隨意地讓運動神經或感覺神經向肌肉傳遞訊息，使身體的重心線與地面垂直，不用經過思考也能活動身體。

另外，雖然說要讓記憶定型，但如果動作太複雜也不容易記住，而且也沒辦法持續保持幹勁。只需要站立的簡單程度、即使有疼痛和不適應也能放心實行、可以放鬆心情輕鬆做到，能實際感受到不僅身體活化，連外在也變年輕的效果，這樣才會更有堅持下去的意願。靠牆站的方法，是可以激發出最大效果的健康方法。

③設定近程目標可強化意識

利用靠牆站的方法恢復健康的病患，為了達成「到100歲也能走路」的終極目標，都會先訂立一個近程目標。例如「出席走台步的表演」、「和家人或朋友出遊」、「夫妻的48條秘徑巡禮」、「風光參加故鄉的同學會」等等，設定可以在1年內努力達成的目標，並讓達成的喜悅帶動健康。

如果設定了「帶有獎勵的近程目標」，是不是就能增加實行的急迫度呢？重點或許就是「能讓身邊的某個人開心」。希望藉由靠牆站的效果，能恢復到和重要的人一同分享喜悅的時光。

然而，沒有哪一種約定是比與自己的約定更難遵守。通常為了避免失信於人，我們會努力遵守與別人的約定，不過，我們卻很容易降低與自己的約定的優先順位。但其實沒有任何一件事比與自己的約定更重要。

人們喜歡採取能配合自己意志的行動，但如果與自己的約定持續受到破壞，就會逐漸採取不遵守約定、無法遵守約定去配合自我認知的行動。

但是，只要遵守了與自己的約定，提高「自己做得到！」的自我效能感，那份堅強與誠實就會強化自我意識。

睡前讓身體恢復健康的「黃金1分鐘」

將目前所提到的靠牆站訓練的效果，整理歸納如下。

- 鍛鍊軀幹、增加腹直肌等深層肌肉量
- 使神經傳導物質的流動順暢，提升中樞神經的運動、感覺、情緒功能
- 擴大關節的可活動範圍
- 提升骨骼的代謝，預防骨質疏鬆症
- 促進血液循環、提升代謝
- 改善淋巴循環、促進排毒
- 可利用自律神經的作用，調整血壓、體溫、消化、排尿等
- 提高免疫力
- 擴大胸腔、提升心肺功能

只要在「晚上睡前」實行，就能24小時發揮效果。原因除了先前介紹過的骨鈣素和骨骼肌荷爾蒙（肌肉激素）之外，還有就是生長激素會在睡覺時運作。正因為是在睡前進行，才能造就身體的「黃金1分鐘」。

睡眠中有助身體重返年輕的2種荷爾蒙

①生長激素

生長激素由腦下垂體產生，以胺基酸做為原料，能活化骨骼的代謝。小孩子的身高拉長，也是因為生長激素的作用。由肌肉、骨骼以外的臟器所分泌的荷爾蒙當中，生長激素是和肌肉或骨骼的成長關係最密切的生理活性物質，即使是在蛻變為成人、骨骼停止成長之後，也扮演著維持肌肉、強健皮膚或骨骼等提升全身機能的角色。

除此之外，也具有如前述所說的強化免疫力、改善膽固醇代謝、提升心肺功能、增強記憶力等多項作用，因此也被稱為「年輕荷爾蒙」。常聽到有人說「以前年輕時只要睡一晚就可以恢復精力」。所謂能在一個晚上幫助修復身體的就是生長激素。

生長激素分泌的變化

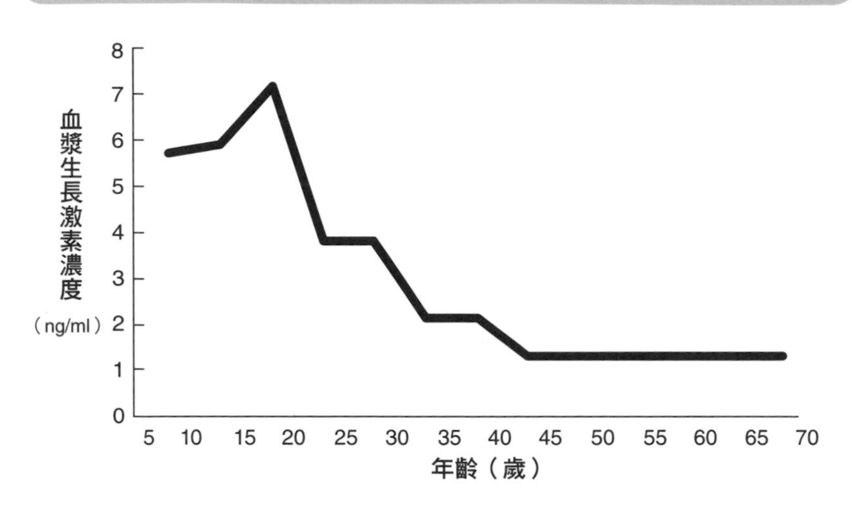

或許有人會誤以為生長激素只出現在小孩的成長階段。的確，大約從30歲以後生長激素就開始大幅降低，10年之間降幅約13%。到了60歲以後，下降到20歲時的四分之一左右。經常有人提出「老年人也會分泌生長激素嗎？」的疑問，事實上，不管活到80歲或90歲，身體還是會繼續分泌年輕荷爾蒙。

我們可以透過飲食、運動和睡眠來提高生長激素的分泌，分泌最多的時間是在「睡眠時」，睡眠中的分泌量大約佔了9成。

人生有三分之一的時間是睡眠時間。睡眠是生理需求之一，也是維持健康最重要的條件之一。

這並非誇大其辭，在睡眠期間裡，身體正從最根本的地方進行打造健康的任務。

想要提高睡眠的品質，其中一項重點就是在就寢前3小時內只能攝取飲品。不要攝取固體物或食品，如此便能刺激胃壁，一種名為飢餓素（ghrelin）、由胃分泌出的肽類激素，會促進腦下垂體運作以分泌生長激素。

還有，當身心感受到壓力時會分泌皮質醇，促進氧化壓力。同時又分泌DHEA（脫氫表雄酮），以急忙抑制皮質醇回到原來的標準。皮質醇也會對肌肉年齡和骨骼年齡造成不良影響，不只造成肌肉萎縮、骨密度降低，也會降低認知功能和記憶力，生長激素和性激素的分泌量也會隨之降低。

②褪黑激素

「上了年紀就會早起，夜裡會醒來好幾次起床上廁所。」

這是因為控制睡眠節奏的褪黑激素分泌量減少所致。褪黑激素是由腦部的松果體分泌出的荷爾蒙，掌管體內的生理時鐘節奏，具有促進睡眠、讓身體獲得休息的作用。

出國旅遊時之所以能適應時差，也是因為褪黑激素發揮作用，負責調整好體內的生理時鐘和環境步調的平衡。

睡眠與荷爾蒙分泌的周期

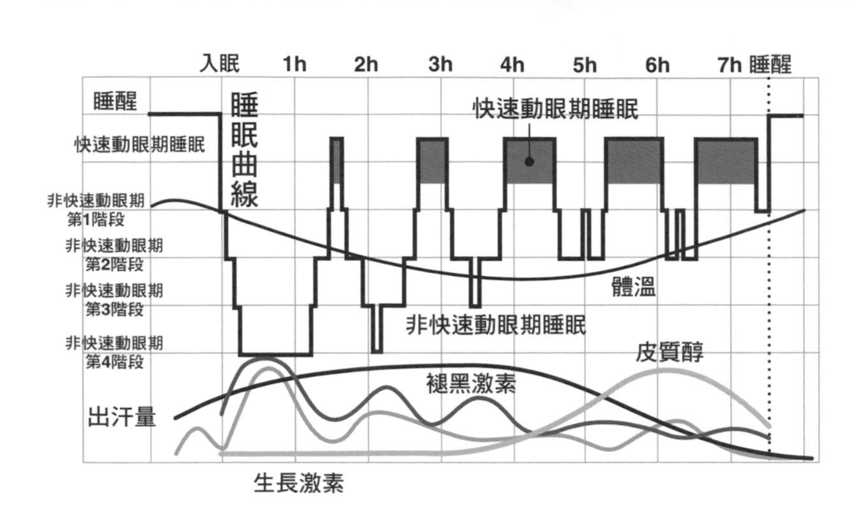

這種褪黑激素具有增強來自胸腺的免疫力的作用，抗氧化力非常強，因此可以在睡眠中消除在白天受到的氧化壓力。

由於能夠滲透到每一個細胞，保護DNA免於活性氧的攻擊，因此已被確認為具有預防、治療乳癌等許多癌症的效果。也具有強大的提高免疫功能、改善膽固醇代謝的作用，就像個值得信賴的保鑣。

褪黑激素從晚上8點左右開始分泌，以誘使產生睡意，到了凌晨3點來到高峰，之後到早晨間逐漸限制分泌量的同時，由腎上腺開始分泌稱為皮質醇的荷爾蒙。

皮質醇擔任讓人清醒的功能。當醒來後打開窗簾，早晨的光線成為訊息進入眼睛後，褪黑激素就會再度為下一次的睡眠進行設定。

因此，建議大家一起床就要立刻晒晒陽光。褪黑激素會在重新設定的15個小時後開始分泌，以提升睡眠的品質。

不過，遺憾的是，愈來愈多人因為睡眠障礙而無法入睡，這也可以說是現代文明病之一。睡不著不但身體會感到疲勞，大腦也會當機，由於無法消除氧化壓力，因此也會加速老化。

為了促進睡眠，重點就是要打造一個容易分泌褪黑激素的環境。睡前一定要讓副交感神經居於優勢。

③自律神經的功能

想必有很多人知道，自律神經可以分成交感神經和副交感神經這兩種。

交感神經就像狩獵的豹一樣，是能夠提高注意力的神經。當要捕捉獵物時，會設定成瞳孔張開、可看到遠處的模式，不僅能提高心肺功能，腎上腺素的興奮更提升了平常的瞬間爆發力。在活動量增加的白天裡，交感神經居於優勢。

另一方面，副交感神經的作用則和交感神經相反。它會讓心臟的跳動趨於平緩、心情平靜，身體也因而放輕。由於血管擴張，神經傳導物質的運送也很順暢，能夠傳送到全身。體溫或呼吸都緩緩地降低，因此能夠去除活性氧，身體得以重新恢復精神。在傍晚6點到早上6點之間，副交感神經居於優勢。

「入睡後3小時」是活用抗老化荷爾蒙的黃金時段

分泌生長激素、褪黑激素的關鍵，在於「入睡後的3小時」。就寢後的3小時左右會進入最深層的睡眠狀態，因為腦部休息而呈現熟睡狀態。

睡眠可分為「快速動眼期」與「非快速動眼期」兩種型態。所謂的「快速動眼（REM：Rapid Eye Movement）」就是快速眼球運動，意指在睡眠中眼球在眼瞼下方移動的狀態。雖然身體已經睡著，但大腦還清醒著，所以夢到在走路時身體會微微地抽動，屬於淺層睡眠。

睡眠的循環圖像

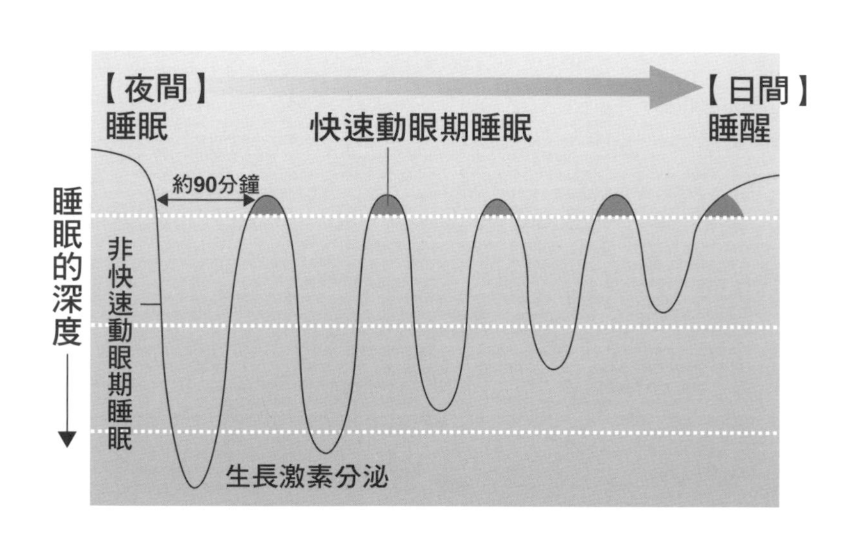

另外，「非快速動眼期睡眠」指的就是沒有快速動眼的深層睡眠。由於是沒有進行眼球運動的睡眠，所以腦部處於休息狀態。這時候，身體正在進行肌肉、骨骼、臟器的修復，由於副交感神經居於主導地位，因此呼吸、脈搏、血壓或體溫都會下降，呈現穩定的狀態。

這種非快速動眼期睡眠分成1～4階段，第4階段為最深層的睡眠。入睡後通常在45～60分鐘內進入非快速動眼期睡眠，然後慢慢地再進入快速動眼期睡眠，以90分鐘為一周期並反覆進行。經過90分鐘後重複進行的第2回，此時生長激素的分泌達到最高峰。

γ-氨基丁酸（GABA）能夠鎮定不安感、緩和內心壓力、促進分泌必要量的褪黑激素，而生長激素的分泌也達到高峰。入睡後3小時真的是抗老化的「黃金時段」。

不過，如果午睡時間拉長、白天活動量減少，就不容易熟睡。一旦「睡眠品質差」、「睡眠途中醒來」，原本的90分鐘周期就會被打亂，導致生長激素分泌量減少，身體細胞應有的恢復效果不足，睡醒時就會呈現無法消除疲勞的狀態。

請想一想徹夜未眠的狀態。照鏡子看看自己的臉，不就一目瞭然了嗎？腦部因為缺乏能量而無精打采、各種感官知覺變得遲鈍、吃東西也食不知味等等，包括情緒、運動神經、認知能力的所有功能都會降低。

提升睡眠品質的小技巧

那麼，以下就來介紹可以提高睡眠品質的小方法。

①重新設定體內的生理時鐘，建議在起床後2小時之內用餐。不過，從早上4點到中

午12點之間，為了避免固體食物造成消化負擔，最好能處理成果汁，或是將含有大量植物酵素的水果或蔬菜咬碎後進食。

②午睡時間建議控制在下午３點之前，最多以30分鐘為限，主要是讓身心恢復精神。白天要有適度的活動量，才容易入睡，也比較能提高睡眠的品質。

③即使不覺得口渴，也建議常提醒自己喝１杯水，養成經常喝水的習慣。當腦袋放空時，喝水可以恢復集中力，而且也能消除不安的情緒。人體內每天要過濾180公升的體液，只要肝臟或腎臟能確實排毒，將乳酸或尿素等毒素排出，如此也能減少氧化壓力。總之，透過水的力量，以利尿、排便的方式，就能將食品添加物等有害物質排出體外。

④睡前看手機或電腦，會使交感神經佔主導地位，腦部處於興奮狀態。不僅會睡不著，連肩膀僵硬、倦怠感、頭痛、腸胃狀況不良等各種不適症狀也會接踵而至。

至於睡眠環境，最好能關掉所有照明設備後再就寢。

請將晚上睡前進行靠牆站的運動，視為提升睡眠品質的儀式。脊椎確實挺直、伸展腰部、肩部或腿部等大塊骨骼肌的運動，能夠促進來自骨骼和肌肉的荷爾蒙分泌，對海馬迴和小腦產生作用，恢復神經傳導功能，將自律神經調整到以副交感神經為主導的狀態。只要1分鐘的靠牆站時間，就能啟動身體的自動修復開關。

但是，如果有睡眠障礙或睡眠呼吸中止症等症狀，就不適用了。另外，也有因為藥物的副作用或疾病因素，導致睡眠障礙的狀況。在這些情況下，不要自行判斷，請向專業醫生尋求協助，才有助於預防和治療疾病。

「靠牆站」的腹式呼吸能鍛鍊腹肌、調整自律神經

正確的姿勢可以擴張胸腔，讓呼吸變得非常輕鬆。胸腔擴張之後，肺部的氣壓會變低，因此空氣能夠充分地流入肺部。靠牆站時最適宜的呼吸方法，就是使用腹肌與橫膈膜、重複大口呼吸的「腹式鼻呼吸」。

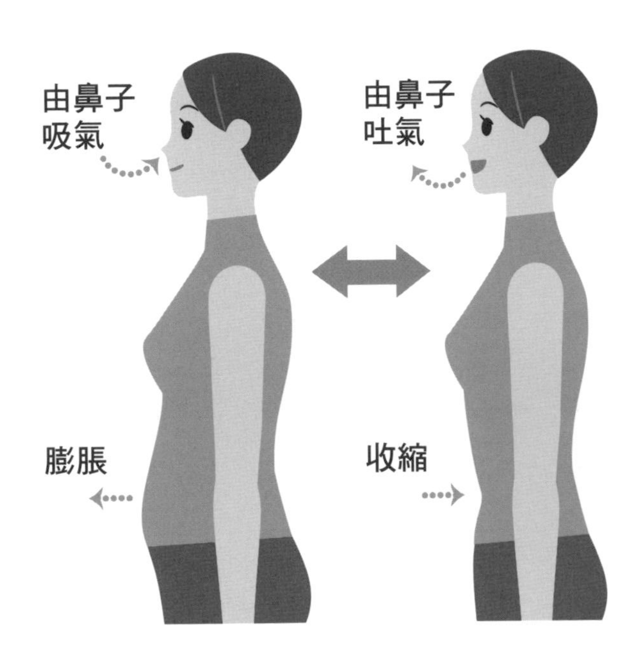

其目的有兩個，第一個就是利用大口呼吸達到「訓練腹膜與橫膈膜的肌肉」效果。基本上，就是由鼻子吸氣（將腹部撐到膨脹）、鼻子吐氣（收縮腹部）的腹式鼻呼吸。以一般的呼吸方式，並不會大幅擴張橫膈膜。

深層的腹式呼吸是使用腹壓，因此會形成縮腹運動，進而鍛鍊到軀幹。腹部肌肉中的「腹直肌」，以及位於內側的「腹斜肌」，能藉由腹肌運動加以鍛鍊，利用腹式呼吸收縮腹部，還可以使用到位於最深層的「腹橫肌」。

將肚臍往內收縮的時候，腰椎骨突起的部分會變硬，這個部分就是腹橫肌。腹橫肌支撐著腰部周圍，就像是束腰一樣，在維持人體的姿勢時發揮重要的作用。它能幫助維持重心穩定的姿勢。透過深呼吸充分地促進血液循環，因此也順帶促進全身的循環。

第二個目的就是「放鬆」。在進行靠牆站的動作時，如果一直持續大口呼吸，腦部的副交感神經會居於優勢而運作，心情便能逐漸平穩下來。抑制了不安感與焦躁感，連白天遭遇的壓力或厭煩的事情，也能以平常心看待。

夜晚是副交感神經主導的時段，因此如果在做完靠牆站的運動後上床睡覺，就能一面放鬆一面獲得良好的睡眠品質。

彙整前述所說事項，靠牆站的方法可以促進分泌骨鈣素、骨骼肌荷爾蒙（肌肉激素）等，進而恢復神經傳導。

再者，在睡前進行靠牆站運動，可以成為副交感神經的好幫手，增加抗老化荷爾蒙的生長激素以及具有強力抗氧化作用的褪黑激素的分泌量。結果就是腦部和身體都變年輕了。

靠牆站運動形成的正向循環

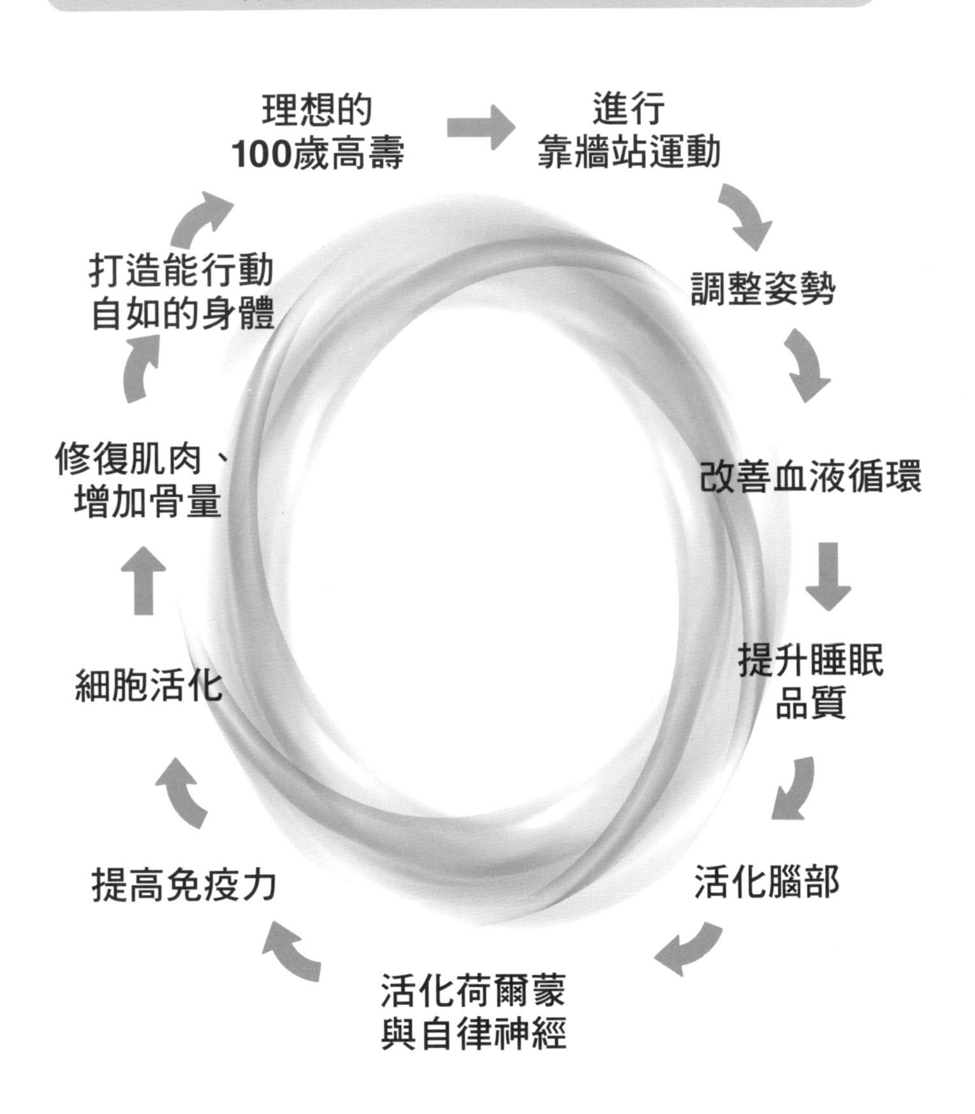

瞭解了靠牆站運動的健康效果後，在最後第6章要介紹的就是日常生活中的正確姿勢。除了進行靠牆站的訓練之外，也要學會不論在日常生活中的哪種場合，都能維持最不易對身體造成重力負擔的姿勢。

第 6 章

全方位解痛！預防受傷與疾病的關鍵在於「日常姿勢」

不良姿勢讓骨骼歪斜，是引發疼痛的元凶

人類從開始用雙腳走路以來，就有腰痛或肩膀僵硬的問題……。大家很容易以為這大部分是發生在中高齡者身上，然而，即使是兒童或年輕人，如果長時間維持相同的姿勢或是以錯誤的姿勢進行工作，當然也會出現腰部痠痛、肩部僵痛等情形。

以不良的姿勢長時間坐在書桌前寫字閱讀或者長期開車的話，由於腰部的肌肉收縮，會對骨骼施加壓力而導致疼痛。出現疼痛感後通常2～3天內就能痊癒，但如果是每天不斷重複進行，就會成為慢性化的症狀。利用骨科醫師的牽引治療或整復推拿師的按摩，都只能讓症狀獲得暫時性的改善。

舉例來說，提拿重物就閃到腰的人，是因為負重加強了骨盆前傾情形而造成劇烈的疼痛。而且隨著年齡增長，支撐脊椎的肌肉也逐漸衰退，身體各處就容易出現痠、痛、僵、麻等不適症狀。

骨盆前傾本來就是造成腰痛的原因，但是這一點卻不太為人所知。

骨盆過度前傾會引起神經壓迫

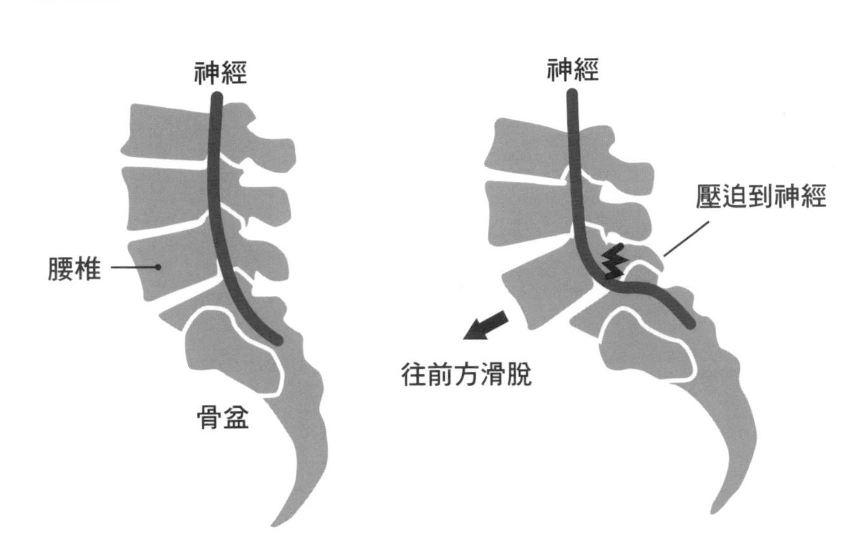

如果從解剖學的觀點來說明，當腰椎過度前彎時，脊椎間隙會變狹窄，椎間盤就會往後突出，壓迫到神經而產生疼痛。

如果能保持正確的姿勢，就不易產生疼痛，但是因姿勢不佳而改變了脊椎的彎曲狀態時，就容易出現疼痛感。

不同的姿勢帶給椎間盤的負擔，就如同下頁圖片所示。根據資料顯示，一個體重70公斤的人，拿著10公斤的重物時，上半身的前彎角度如果是20度，對第3腰椎造成的負荷大約是220公斤。即使是沒有提拿重物的情形下，也會帶來約150公斤的負荷。

跟骨盆前傾大有關係的就是骨力

椎間盤承受的重力調查

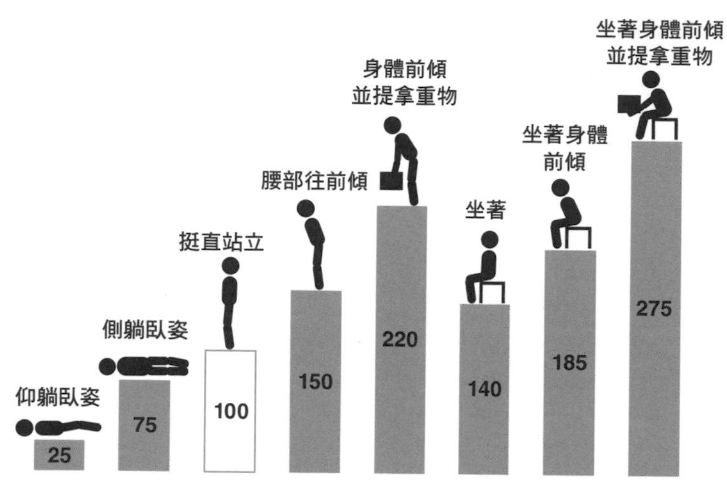

不同姿勢對腰部造成的負擔（Nachemson MD,PHD.1976）

的衰退。但是，在做家事或交通等方面都變得很便利的現代社會中，實在很難維持正確的姿勢。不好的姿勢會讓骨骼無法保持生理性的S字型彎曲，對於背部上的多裂肌的支撐也很有限。

利用能調整重心線的靠牆站運動，讓身體從骨骼開始重新挺直吧。靠牆站的動作在調整骨骼的同時，也能讓肌肉、骨關節或神經充分發揮功能，由於帶來的負擔也是最小的，因此可以預防受傷或疾病的發生。

原本，脊椎動物的始祖是魚類。但是跟在水中的情形不同，在地面上必須直立起脊椎才能對抗重力。因此，請利用靠牆站好好鍛鍊肌力和骨力。

瞭解日常動作的習性，消除造成疼痛的原因

在不知不覺中我們養成了很多身體的習性。如果從平常就姿勢不佳帶給身體負擔，當然容易感到疲勞，也容易罹患疾病。現在就來試著自我檢測一下造成疼痛的日常動作有哪些。

在以下的檢測中，可以讓大家試著找出，即使意識到要保持健康姿勢，卻還是又回到老樣子的原因。

A

- ☑坐在公車上時會靠著椅背
- ☑在沙發上放鬆休息時會把身體靠在椅背上
- ☑一坐在椅子上就是身體前傾的姿勢
- ☑會躺著看電視
- ☑會盤腿坐著或雙腳偏向一邊側坐

B

☑吃東西的時候，大部分只用單邊的牙齒咀嚼

☑會用手撐住下巴、用手托著臉頰

☑固定用同一隻手拿包包

☑有翹腳的習慣

☑站立時會把重心放在某一隻腳

C

☑用餐時，身體會往前傾

☑會為了改善姿勢而挺起胸膛

☑頸部往下低頭看手機

☑會挺胸走路

☑會雙手交叉環抱在胸前

D

☑走路時膝蓋內側彎曲
☑常常穿著高跟鞋出門
☑身體往前傾
☑走路時會整個腳底貼地
☑常常一邊走路一邊滑手機

試著數一數在A～D各組別中勾選的項目有幾個。在哪一組勾選的項目又是最多的呢？如此一來就可以知道自己的習慣是什麼。

◎A組選項勾選最多的人

A組的人習慣在無意識中採取舒適的姿勢。輕鬆的姿勢只會使用到很少的肌肉，因而加速肌肉的老化，尤其是腹肌和背肌會顯得衰弱。

理想的姿勢是要伸直背肌，讓位於臀部正中央的薦骨部位挺直，也就是骨盆挺立的狀態。當骨盆傾斜成前傾或後傾時，會造成腰部蜷曲，而成為引發腰痛的原因，也容易出現身體歪斜的狀況。為了讓骨盆挺立，只要進行縮腹動作自然就會使用到軀幹周圍的肌肉，於是能在無意識中採取正確又輕鬆的姿勢。關於縮腹動作請參考第5章的說明。

◎B組選項勾選最多的人

B組的人習慣在無意識中把體重施加在身體單側。承受體重的那一側的骨盆會變高，一旦助長了骨盆的不平衡狀態，就會連帶影響到肩膀的高低平衡或臉部的左右對稱性。因此，不要將負重施加在某一邊。還有，假如可以提醒自己輪流平均施力，就更容易矯正姿勢。

◎C組選項勾選最多的人

C組的人具有的傾向，就是容易長時間以相同的姿勢努力做事。例如專心於辦公桌前的工作時，為了不讓集中力下降，很少離開座位，這應該是很常發生的狀況吧。最好能夠適時改變一下姿勢、伸展身體。還有，重點在於要有意識地起身、走走路。

如果感覺到疲勞或僵硬，就按摩一下頸部或頭部的表層、扭轉背部、伸展手腳，可以讓肌肉放鬆，並消除肌肉的緊繃。

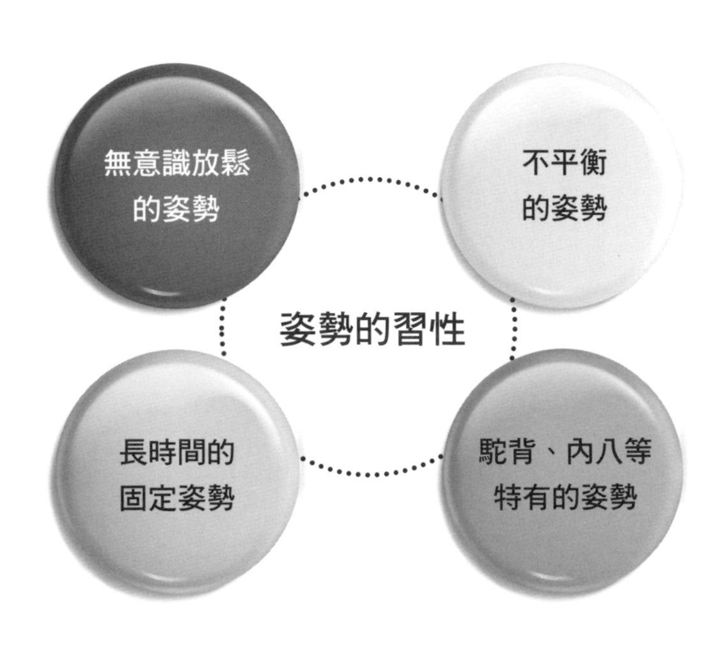

◎D組選項勾選最多的人

D組的人習慣會有貓背（駝背）、內八、屈膝的走路方式。原因在於長時間看著手機或電腦螢幕工作，頸部向前突出的姿勢使胸肌短縮而影響骨盆，或者是經常穿高跟鞋造成骨盆前傾，為了補其所短才出現這樣的走路姿勢。不管是哪一種情形，大多都是臀中肌或大腿後側的肌肉衰退所致。

將腹部往內縮3公分、肩胛骨往中間靠攏讓胸部抬起3公分高，還有頸部往後拉伸3公分。只要注意到這3點，就能改善腰痛、頸部僵硬或肩膀僵硬的問題。

你覺得如何呢？這4種類型的原因，都是因為在日常動作中無意識的習性帶給肌肉負擔。找出自己的習慣性，將身體的平衡調整至適中，身體就會慢慢變得不容易疲倦。自然地使用肌力以支撐身體的正確姿勢，因為負擔少、容易活動，實際上應該是相當輕鬆的。重點就是平衡不能偏差。有效利用到身體內側與外側的平衡、左右的平衡、上下的平衡的日常動作，可以矯正扭曲的姿勢，就能逐漸消除疼痛或疲勞。

如此聽來或許會覺得很困難，但不去考慮到各種麻煩的注意事項也沒關係，只要用靠牆站的方式就能治好身體的不適症狀。

在生活情境之中維持健康姿勢的方法

不過，即使以靠牆站的方法矯正姿勢，但如果日常動作的習性沒改，那麼姿勢的改善也只是進三步退兩步的情況。

以下要教大家一些小方法，讓想要快速揮別疼痛、恢復正常狀態的人，可以在不知不覺中改掉那些導致不良姿勢的習性。

早晨從床上起身之前

進行手腳猜拳運動 預防眩暈或走路不穩的狀況

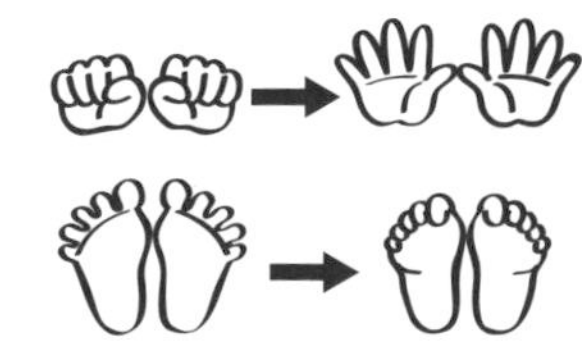

早上睡醒時，如果一下子就起身，有時會引發眩暈或身體搖晃不穩的狀況。有可能是因為睡覺時習慣維持一直側睡或趴睡的姿勢，造成局部性的血液循環阻礙。

從太陽升起的早上6點開始，自律神經會從副交感神經切換成由交感神經主導。為了讓自律神經順利切換發揮功能，稍微呼吸一下後再活動才是順暢的起床方式。

從脊髓延伸的運動神經在睡眠期間會被隔絕，因此不要立刻起身，建議先在床上做手腳的猜拳運動、伸個懶腰等等，重點就是要調整好末稍的血液循環後再起床。猜拳運動請參考第3章的介紹。

早上
拉開窗簾時

在窗邊深呼吸並伸展背部

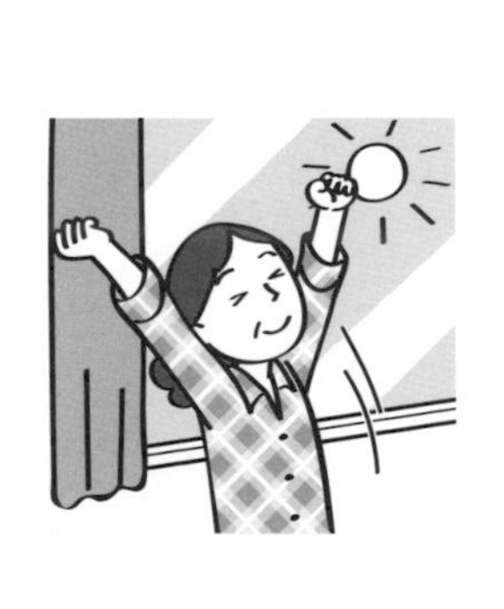

起床後，請拉開窗簾感受早晨的陽光。打開窗戶讓室內空氣流通，接著再慢慢地進行深呼吸。請站在窗邊，一面沐浴在陽光下，一面進行靠牆站或伸展背部的動作。晒著太陽伸展脊髓，可以重新設定體內的生理時鐘，調整自律神經和褪黑激素的平衡。

自律神經能夠均衡調節體溫、血壓及內臟（腎臟、肝臟）的日間變動。褪黑激素會控制入眠，但利用早晨的陽光就能按下開關，停止分泌褪黑激素，而開始調整其他荷爾蒙的分泌，像是讓人清醒的荷爾蒙皮質醇、令人在白天過得愉快的幸福荷爾蒙血清素。

早上起床後進行靠牆站的運動也很好。當骨骼回到正確位置的重心線上、伸展背肌後，就會分泌多巴胺，能令人感到神清氣爽、心情愉快。附帶一提，當多巴胺的量減少時，就會出現頸部僵硬、手腳顫抖的狀況。

強烈建議早上起床後，要自發地喝一杯水。因為在睡眠過程中會蒸發體內的水分約200毫升，而導致血液濃度黏稠。此外，喝水也有助於喚醒身體。消化器官受到刺激，帶動體內生理時鐘的排泄時間規律運作，也順便促進排毒。

洗臉時

輕輕地彎曲膝蓋、伸直背肌可預防閃到腰

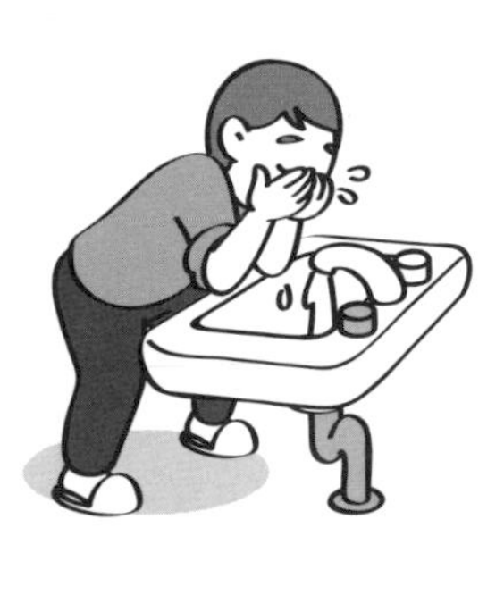

雖然洗臉的時間很短，但突然從彎曲的姿勢挺起上半身時，腰部肌肉的收縮會對腰椎施加壓力，而成為閃到腰或腰痛的原因。每天反覆帶給腰部的壓力，就像不知不覺中水滿到溢出來一樣，會突然轉變成疼痛。

雖然與盥洗台的高度也有關聯，但還是建議要洗臉時，先彎曲膝蓋、往後翹起臀部、伸直背肌，以腹肌用力的姿勢進行，才不會造成負擔。

家事
「做菜」

利用腹肌做縮腹運動進行30秒的身體重整

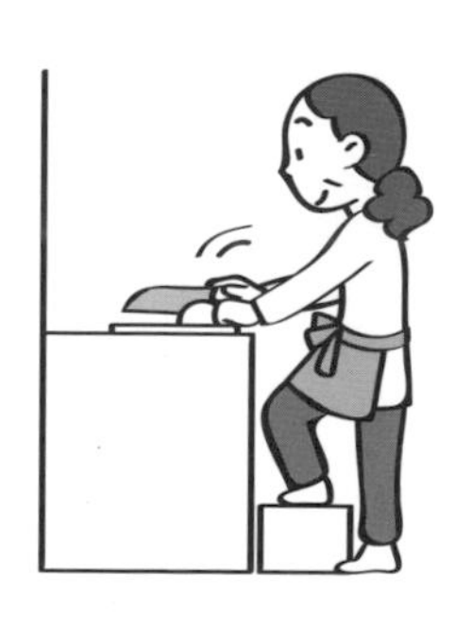

你是否有駝背煮菜或洗東西的習慣呢？在廚房工作時，通常會在無意識中傾向採取輕鬆的姿勢，也就是不去使用肌肉。譬如容易用大腿靠著流理台，形成背部彎曲的駝背姿勢。如果發覺到駝背了，為了伸直背肌，請試著進行腹部的縮腹運動。

縮腹運動就是把意識放在丹田，然後收縮腹部。丹田在肚臍下方約3指寬的地方，是位於腹肌內部的部分。大家應該都知道，只要丹田用力，腹部上方就會往內縮。難以進行動作的人，請想像著腹部的空氣漸漸減少、肚子變扁，然後試著長長地吐氣。

儘可能在30秒～1分鐘之內，在完成每一個烹調步驟時，進行縮腹運動以鍛鍊腹肌，也可藉此改善全身的血液循環。在做完縮腹動作之後，請抬起胸部。當胸部挺直時，在心理上也會比較正面積極。

如果在做菜的過程中，覺得腰部的疼痛感愈來愈強時，請試著進行以下的動作，如此便能減輕疼痛。

在靠牆站的狀態下，只有腳後跟往前移10～15公分，膝蓋保持伸直，試著將前傾的骨盆往牆壁靠。這麼做可以消除脊椎的緊繃和疼痛。

另外，如果說以低頭的姿勢進行長時間作業而覺得疲勞時，請拿出小椅凳。一面做事一面將單腳放在椅凳上，就能消除背肌的緊繃。如此一來，骨盆前傾（腰椎前彎）的狀況也會減緩，所以不會造成負擔，可以輕鬆的進行作業。

家事
「洗衣服」

一邊做縮腹運動或一邊上下提腳跟

衣服清洗完成後會需要晾晒衣物，如果將洗好的衣物放在靠近地板的低處，就會發生從彎腰姿勢突然起身的狀況，可能會不小心閃到腰。建議把洗好的衣物放在高椅或桌上等較高的地方，就不會造成腰部肌肉的負擔。

此外，把膝部和背肌伸直、進行縮腹動作以收縮小腹，提高腹壓後再進行作業。

如果行有餘力，也可以一面晾衣服一面上下提腳跟，以鍛鍊骨骼。

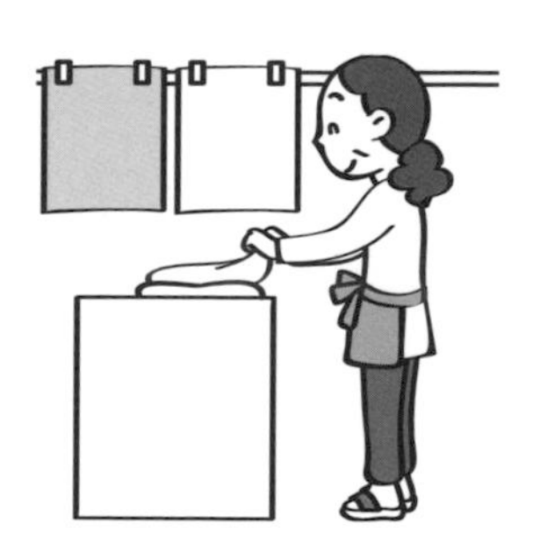

家事
「熨燙衣服」

採站姿並挺直背肌

使用熨斗時，請儘量以站立式、在有高度的狀態下進行，而不是坐在地板上進行，如此才不會造成腰部的負擔。

要熨燙衣物時，先將單腳往前跨一步站穩，一面前後移動體重，一面進行作業。拿熨斗燙衣服時要伸直背肌，避免用手肘支撐。

假如必須長時間進行熨燙的工作，那麼每隔20分鐘就要暫停休息，做做深呼吸、伸直背肌，讓身體活動一下。雖然令人意外，但熨燙衣服卻是相當粗重的工作，因此重點在於進行作業時，要注意避免造成身體的負擔。

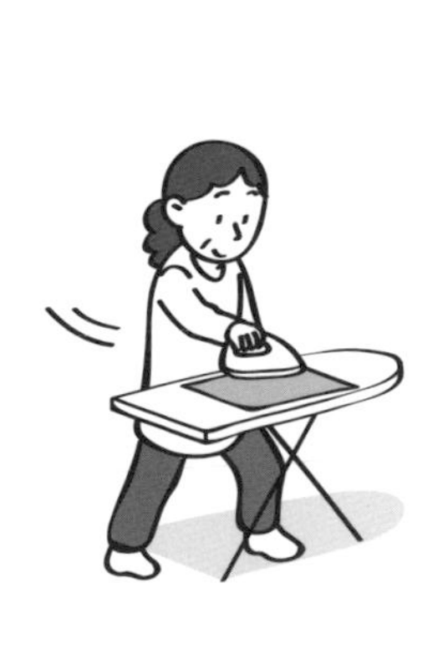

家事
「搬拿棉被
或重物」

以臀部往後推的深蹲姿勢進行

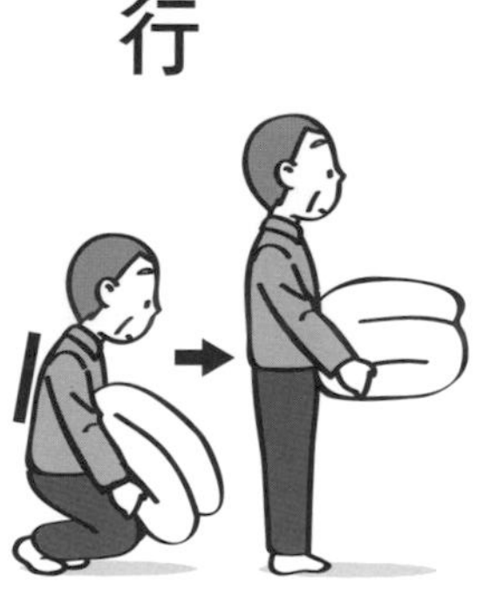

搬拿棉被等重物時，要在臀部往後推、伸直背肌的狀態下，輕輕彎曲膝蓋、用腹肌施力搬拿。

這就是臀部往後推的深蹲動作。抬拿物品時，建議要讓臀部、背肌、膝部互相連動再進行動作。假如在彎腰的狀態下，只用手的力氣搬拿物品，腰部或背部的肌肉容易緊繃，因此會有造成背部傷害的風險。腹肌也要記得用力。

一般而言，當支撐脊椎的背部肌肉衰弱時，就會變成腹部突出的姿勢習性。如此一來，骨盆前傾的狀況會愈來愈嚴重。骨盆前傾原本就是引起腰痛的原因，但是很少人知道這點。根據資料顯示，骨盆前傾會對椎間盤造成體重2倍以上的負荷。

搬拿重物而閃到腰的人，起因於骨盆前傾（腰椎的前彎）加上重物負荷，而造成激烈的疼痛。與骨盆前傾大有關係的就是腹肌的肌力衰退，因此請利用縮腹運動提升腹壓，然後再進行收拾重物的家事。

家事「打掃」

伸直背肌將體重施力於器具的握把

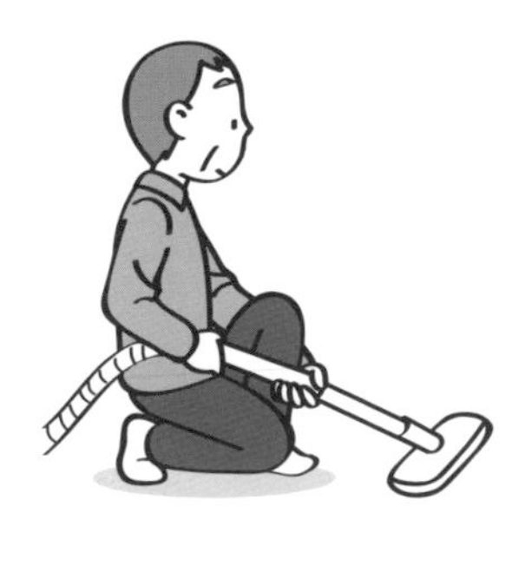

手上握著清潔地板的拖把或吸塵器時，由於是一邊看著地面一邊挪移物品，因此容易變成彎腰的狀態。避免習慣性彎腰的重點，就是進行清掃時要把體重施力於吸塵器的握把上。

為了預防在打掃過程中出現不良姿勢，就要有意識地進行縮腹動作。這時候要注意，在收縮腹部時呼吸會變淺。當呼吸比較淺時，會降低運動器官的代謝和自律神經的平衡，所以要同時進行第3章的腹式鼻呼吸。

站立
工作中

要以身高拉長5公分的感覺進行起身與站立的動作

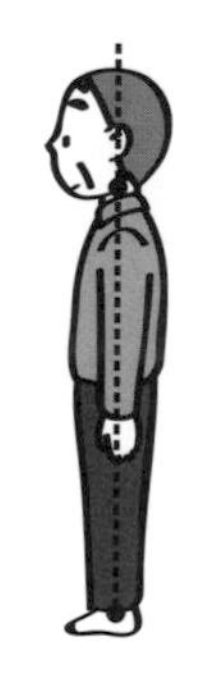

不論是坐著起身的時候或站著的時候，重點都在於腹肌。重要的是，要利用縮腹運動收縮腹部，感覺要往上拉長身高。就像在測量身高時，努力想拉長身高的概念。

站立的時候，感覺就像頭上有一條線拉著，將背部伸展拉直，這麼一來就會有腰部、胸部、頸骨拉長的感覺。將腹部垂直伸展的話，骨盆也能自然地挺立起來。

起身時，要把體重放在腳底中央的足弓部位，腹肌用力地撐起身體。關鍵就是要靠腹肌站起身來，而不是靠手或腳的力氣。

坐著
工作中

辦公室的文書工作桌椅等環境設定很重要

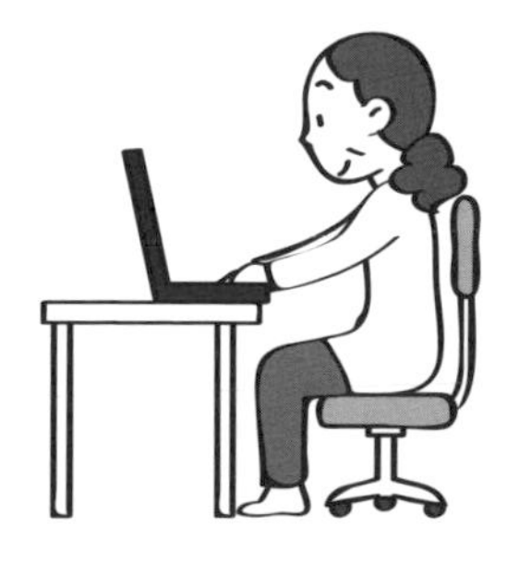

在辦公桌上從事文書工作的人，其造成姿勢不良的主因，以環境設定佔了大部分。較佳的姿勢為將椅子坐深、坐骨貼著椅面，膝蓋彎曲90度、兩腳緊貼在地面坐著。並在身體和椅背之間放置靠墊讓骨盆挺起。只要這麼做，就不會出現駝背或頭部往前傾的狀況。另外，把鍵盤加高到胸部的位置，電腦螢幕約在視線下方10公分處，讓視線可往前直視。

只要進行這樣的環境設定，就能解決駝背的習性。長時間持續工作時，要刻意地每30分鐘做一次伸懶腰的動作，或起來踱步動一動，以免造成肌肉僵硬。

假如自覺到有駝背的習慣，可以轉動肩膀、伸展鎖骨。若是覺得有頭部往前傾的毛病，就把頭往後仰、面朝天花板，將脖子的位置往後方挪移5公分。

外出
購物中

確認提拿物品的手臂位置

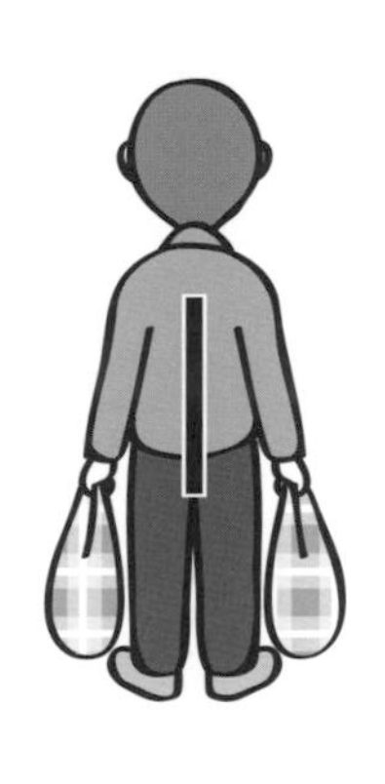

提拿重物時，身體會受到物品重量的拉引而自然地往前傾。假如只靠手臂的力量提拿重物，會變成只有肚子突出的搖擺背姿勢。面對習性，如果視為「暫時的現象」而忽略姿勢的話，情況只會愈來愈嚴重，可能因而成為固定模式。

首先，提拿物品時，物品要靠近身體。轉動肩膀、使其稍微往後方垂下，這樣才是正確的手臂位置。以肩胛骨靠攏、肩膀下垂的這個姿勢，提拿採購的物品。不要用單手，儘量是用雙手提物以取得平衡。提重物行走時，腹肌要用力並伸直背肌和膝蓋。

記得並非是用手撐住物品，而是以軀幹支撐其重量。也就是腹肌用力、以骨盆分散重量的姿勢。另外要注意的是，太重的物品可能會導致身體扭傷、走路姿勢歪斜，所以最好能多加利用拉桿式購物袋等。

移動
「開車」

將臀部和座椅貼合 手肘微微彎曲

開車也會因姿勢而產生不同的疲勞程度。開車時會腰痛，極有可能是因為背部未貼合座椅的習慣所致。假如是淺坐的姿勢，身體會往前傾，而對腰部造成負擔。還有，也容易養成背部蜷曲、臉向前突出的姿勢習性。當頸部或肩部的血液循環也變差時，就會因腦部缺氧而產生反射神經衰弱或判斷失誤的危險。

正確的開車姿勢就是椅子要坐得深，坐下時臀部和座椅之間沒有空隙。除此之外，為了不要造成手臂的負擔，握著方向盤的手請勿抬高，讓手肘微微彎曲，保持像時鐘8點20分的角度。

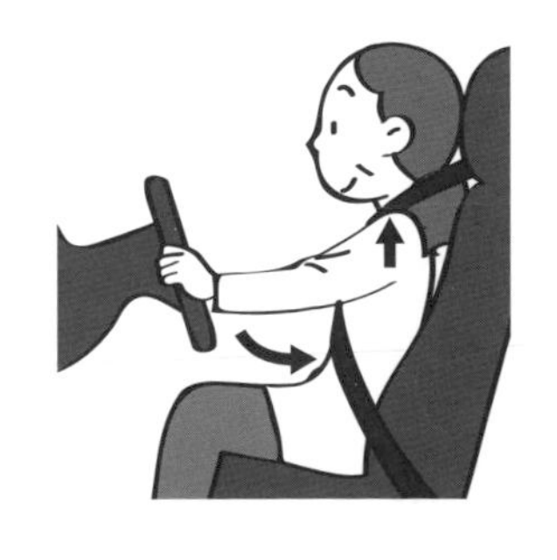

移動
「搭乘大眾
交通工具」

乘車時要確認好腳的平衡也能趁機做縮腹運動

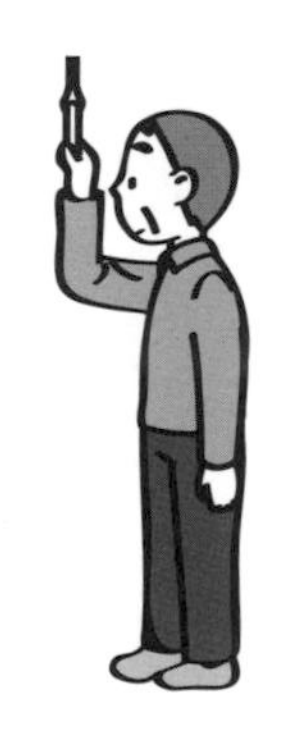

搭乘公車、捷運或火車時，不論站著或坐著，都很容易疏忽了自己的姿勢。在搖晃的車內，要確定好腳的位置維持平衡，以免身體不穩、移動位置。

適時的伸展背肌，讓膝蓋和股關節微微彎曲。一面用腳底保持平衡以避免搖晃，一面將力量集中在肚臍下方3公分處的丹田周邊的深層肌肉（腹橫肌）上，這樣就能隨著移動的車子擺動訓練肌肉。假如可以不抓著扶手而站穩的話，就能順便進行利用腿部肌肉承受上半身重量的訓練。

移動「步行」

走路時視線要朝向屋頂

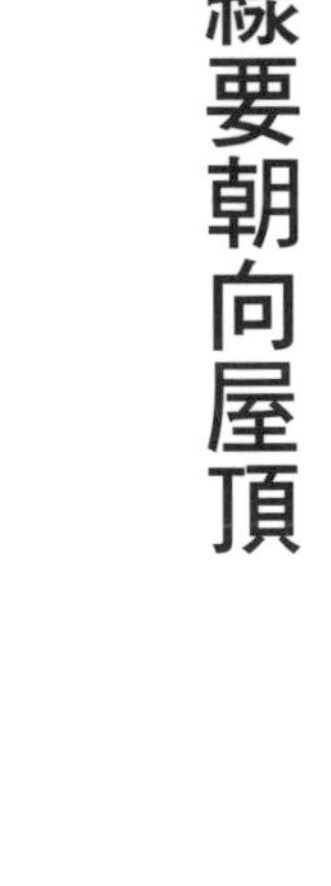

走路時只要一不注意，就很容易變成圓背的姿勢。要矯正圓背的習性，有兩個最適合的祕訣。

首先就是在走路時將胸部往上抬。這麼一來，腹部也會隨著向上伸展，自然就能挺起胸部、伸直背肌。還有一個就是擴胸。擴胸的時候，重點在於肩膀的位置。將肩膀往上抬起、保持姿勢，再慢慢地從身體正側方往背側面放下手臂。

走路時視線不要往下，而是要朝向建築物的屋頂。

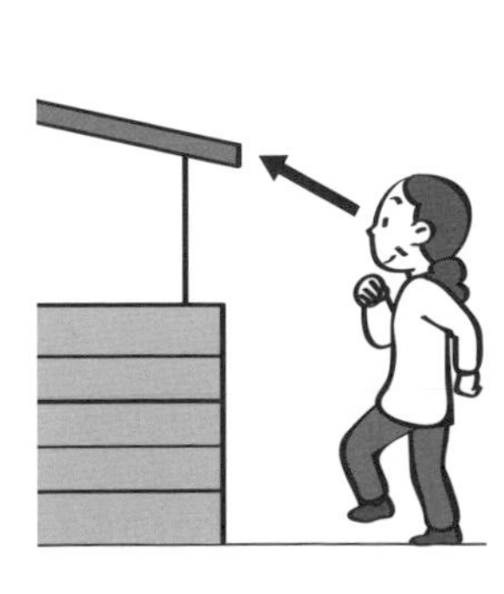

移動
「上下樓梯」

整個腳掌都要踏在樓梯面並保持後腳的膝蓋內側伸直

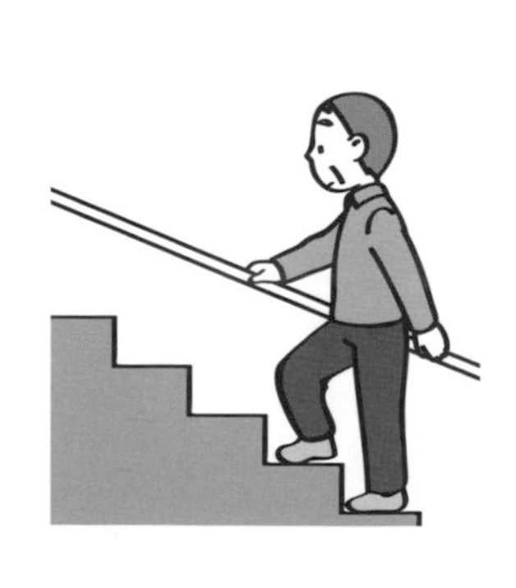

上下樓梯時，會習慣將後腳膝蓋彎曲的人，多到令人意外。膝蓋一彎曲，重心就往下降，感覺身體更加沉重。實際上，當我們在爬樓梯時，膝蓋所承受的重力是體重的3倍。假如不想造成負擔，不僅要活動腿部的肌肉，也必須活動臀部的肌肉。

爬樓梯時，整個腳掌都要踏在樓梯面上。伸直背肌，視線要往上而不是往下。腰部和背部挺直，完全都不能彎曲，低頭看一下腳邊以確認位置。每往上爬一階，用到的不只有腳，還有臀部和骨盆，重點在於後腳的膝蓋內側要伸直。為了安全起見，請輕輕地握著扶手爬樓梯。

下樓的時候也一樣，以伸直背肌的姿勢，將膝蓋和腳尖朝同一方向，筆直地向前跨步。等整個腳掌完全接觸到下一階的樓梯面後，再踏出下一步。

居家生活
「坐沙發」

靠著椅背並挺直腰部
一面看電視一面拉提腹部

人在客廳裡，就會想把身體舒服地往沙發上靠，而呈現骨盆朝後方傾倒的放鬆姿勢。但是，令人驚訝的是，這種坐在沙發上的日常習性，也是造成腰痛的原因。

因此就算是坐在沙發上時，也要挺立骨盆、伸直背肌。儘量把椅子坐深，然後挺直腰部。但假如將整個背部都挺直靠在椅背上的話，骨盆就會後傾，反而造成身體的背部緊繃，所以最好能在背後放一個靠枕支撐腰部。

居家生活「用餐」

坐在椅子上進食的時候 挺直骨盆、腹部向上拉提

用餐時，可能容易因為投入其中，而在不知不覺中養成駝背的習慣。這一點要特別注意，如果以駝背的姿勢用餐，會壓迫到胃的上方，導致消化時間拉長。

用餐時，椅面大約坐一半、挺直腰部，讓骨盆筆直地挺立。挺起骨盆的方法，就像拉提腹部、往上伸展背部的感覺，請依這種狀態確認骨盆的位置，試著將上半身前傾或後傾以進行調整。最輕鬆自然的坐姿，就是骨盆挺直的狀態。

骨盆一挺直，腹部就往上拉提，因此不會壓迫到胃部和內臟。感覺就像從臀部到頭部呈一直線伸展的狀態。只要挺起位於耳朵下側的胸鎖乳突肌，頭部就會回到頸部正上方，背肌也得以伸直。

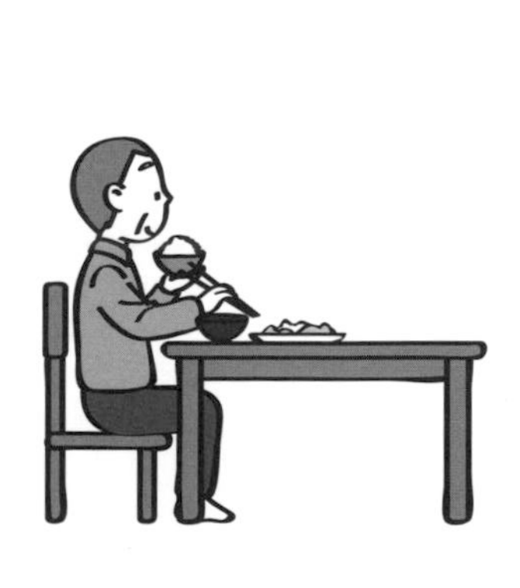

居家生活
「洗澡」

洗澡的時候也要避免採取前傾的姿勢

不論是泡澡或淋浴，洗澡時如果採取前傾的姿勢，就會讓頭部往前低下，造成背部蜷曲。

洗澡時用熱水溫暖身體，可以促進血液循環，具有全身按摩的效果。這時候如果背部或腰部蜷縮，身體就會出現血液循環好以及循環不好二種情況。你是否有過明明剛洗完澡，腹部卻感到寒涼的經驗？這是因為背部或腰部蜷縮，導致腹部肌肉緊繃而阻礙了血液循環。

泡半身浴同時看書，能夠放鬆身體似乎很不錯，但如果因此養成駝背的姿勢習性，那就太遺憾了。當背部緊貼在浴缸壁面、伸直背肌時，血液循環就會暢通到頸部，因此可以從身體的內部往外整個放鬆。

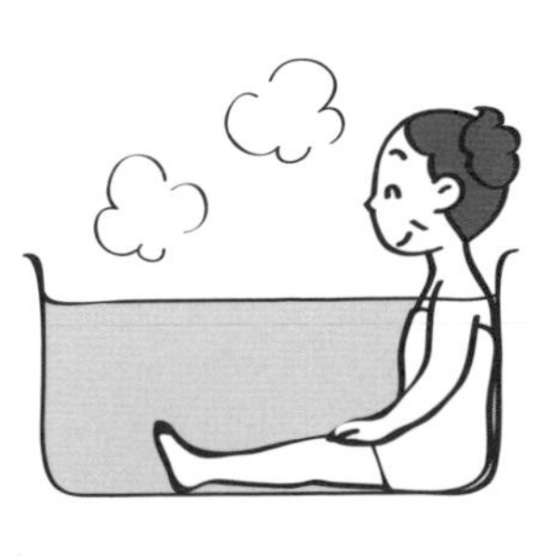

居家生活
「就寢」

用毛巾矯正睡眠姿勢

睡覺的時候也會有重力壓迫，很多人為了避免腰痛或造成負擔，於是採取側睡的方式。如果採取側睡的姿勢，會在同一方向施加重力，導致骨骼和肌肉扭曲歪斜，所以不建議使用這種姿勢。睡覺時會腰痛、早上起床時會腰痠的人出乎意料地多。

睡姿選擇仰臥最佳。將浴巾捲成圓筒狀、墊在膝下，可以減少骨盆前傾的負擔，減輕對腰部造成的負荷。如果背部的疼痛狀況嚴重，就要放個能支撐頸下的枕頭，或者將毛巾捲成圓筒狀放在頸部下方。只要頸部不懸空，就能消除骨盆前傾的負擔。

為了方便翻身，使用較長的矯正枕頭才是正確的作法。透過翻身的動作，可以矯正骨骼和肌肉回到原本應有的位置。身體的歪斜或疼痛也會影響到睡姿，因此矯正才是重點所在。

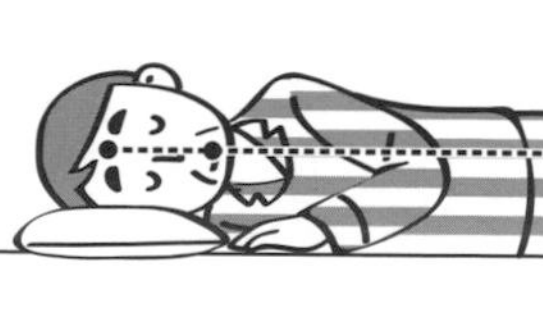

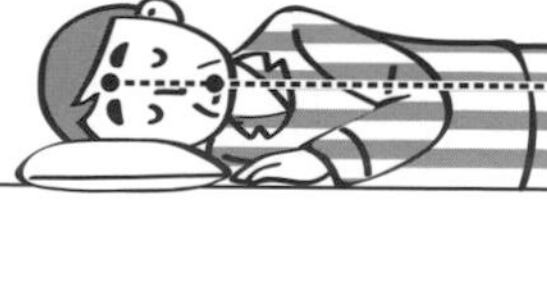

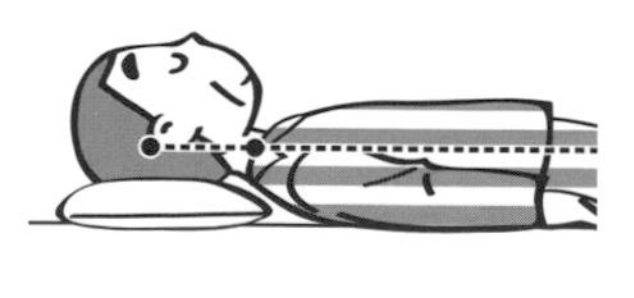

運動、感覺機能降低
年齡增長
疼痛
心理習慣
環境習慣
姿勢不正的原因

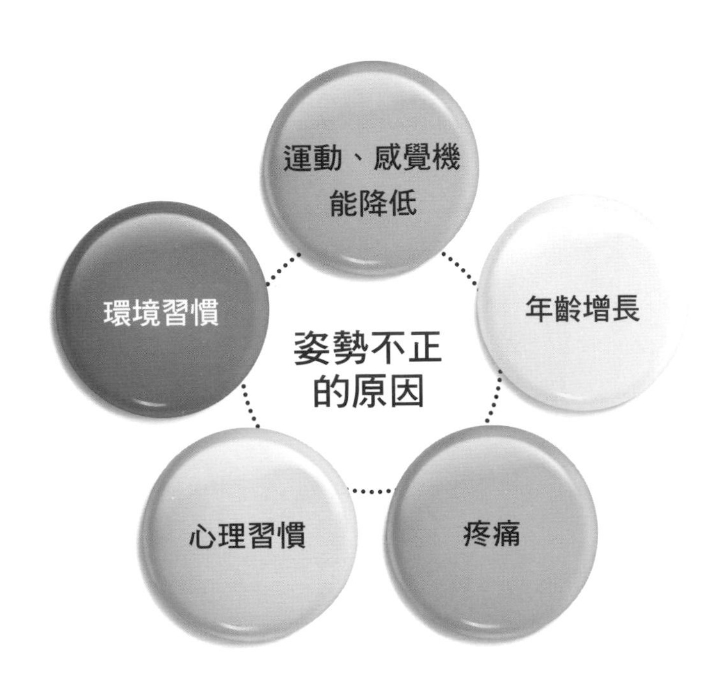

以簡單的圖示來表示，姿勢不正的原因就如同上圖所示。

我相信只要積極地做家事、散步等，在不勉強的範圍內持續下去，就能打造出骨量沒有減少、活到100歲的硬朗身體。為了達到這個目標，「正確的姿勢」是不可或缺的。只要消除歪斜或扭曲的姿勢，就能消除疼痛，也可以預防疾病。

姿勢對身體的影響極大，說它可以改變人生、改變命運、改變壽命，一點也不誇張。但只要瞭解身體的機制，想要健康就不必求人，可以自己選擇能增進健康的方式。

「不死」

「不病」

「不老」

未來時代的關鍵字，就是這3項。因為醫學技術發達、壽命得以延長，所以「不死」。而即使壽命延長了，也能「不生病」一直保有社交生活，充滿活力「不顯老」。

因為日常動作中有受到壓迫，才會形成疼痛的身體。人體並不像車子，無法輕易地更換零件。我們必須明白，要和我們過一輩子的，正是現在的這副身體。

只要能維持正確的姿勢，行走方式和活動方式也都會改變，疼痛就會隨之消失。而且每天持續適度運動可以取代單次強度高、時間長的運動。

要養成正確的動作習慣，始於正確的姿勢。為了一輩子能充滿活力地走下去，請取得「靠牆站」這項既簡單又強大的武器。

後記

非常感謝您將這本書閱讀到這裡。

書店裡架上排列的健康書籍中，光是暢銷書就有好幾萬本，國家醫療預算也相當龐大，但為什麼還是無法減少疾病呢？

「試過各式各樣的健康方法，卻未見好轉。」

「骨骼變形愈來愈嚴重，已經治不好了。」

「已經放棄醫院的治療。」

為了這些總懷抱不安與不滿的人，我希望能教導大家「怎麼做才會好轉？」的方法，所以撰寫了這本書。這個方法就是「靠牆站」。這是在骨科醫療院所與病患接觸後，所發現的可發揮自我恢復能力的原理。只要姿勢端正，就能延長健康壽命。但是，不論是誰似乎都很難輕易地改變已然定形的姿勢。

我不禁開始思考，會不會是因為以前沒有機會學到姿勢的重要性？打造正確姿勢的方法有點難度？或者是運動和肌力訓練等方法比起矯正姿勢易懂易學。

即使是對健康感興趣、抱持關心的人，也很容易漏掉姿勢的重要性。矯正姿勢明明可以活化荷爾蒙、帶來不可置信的健康效果，但給人的印象卻只有外觀上的改變。我想告訴大家，姿勢不是「外觀的課題」，而是「健康長壽的武器」。

靠這麼簡單的事情就能抗老化，讓腦部的神經活絡以維持自律神經和運動神經，而能一直健步自如，腸胃的消化吸收也順暢、吃飯津津有味，不僅是外科疾病，連內科疾病也不再犯，每天過著活力充沛、青春愉快的日子。

雖然令人感到不可思議，但人類的健康根基就是姿勢。

實際上，像我自己之前飽受椎間盤突出、每天至少30分鐘抽筋的痛苦，還有許多以前患有椎間滑脫、退化性膝關節炎、椎管狹窄症等疾病的病患，也都是透過這種方法，縮短了健康壽命和平均壽命之間的12年差距，在不需他人照護的情況下享受人生。的確可以真實感受到這樣的效果。

如果把需要他人照護的12年，改變成可以和朋友每年出國旅遊1次，那麼就能前往12個國家。如果是在春天和秋天每年兩次參加國內旅遊，12年下來就可以遊遍24個地方。而且，也有機會和家人一起籌備目前還在上幼稚園的孫子的成人禮。

把做不到（can't）變成做得到（can）。把今天的成效轉變成未來的可能性和價值！只要靠牆站的一個動作，就能得到成果。迎向百歲人生時代的各位，請務必選擇這個方法。

因為健康不僅是個人的問題，對家庭與社會、國家與時代也會帶來影響。

即使是後期高齡者（75歲以上的老年人），也能不顯老態、健康展露笑容的生活方式，是近來已很少聽到的所謂「圓熟」的表現，我認為這會是家族的榮耀，並成為留給後人的精神遺產與驕傲，深植在重要的人心裡。

想要改變世界，就先改變自己的國家。

想要改變自己的國家，就先改變地區。

想要改變地區，就先改變家庭。
想要改變家庭，就先改變自己。

我們院所內有20位被視為後期高齡者的病患，把目標放在高難度的走台步秀，希望為家人、社會留下並貢獻「展示（超齡）步行身影的舞台」。每一位後期高齡者的病患，對家人、朋友和同伴都有很大的影響。或許這種影響會像樹形圖一樣，無限地往外擴張。

從某方面來說，將後期高齡者視為社會上的弱者的環境中，我認為靠牆站的運動或許會掀起一場風波。

看到健康壽命的前景是社會壽命延伸後的新舞台，想法應該會有所改變。

首先，想要選擇一輩子都能健康走路的人生、成為可以影響社會的人物，請好好地站立。你的生活方式會成為家庭的精神遺產，在未來也會變成無形的樹形圖，可以永遠激勵他人——這種生活方式才是不老不死。對人類而言，我認為這是偉大的價值。

請從「靠牆站」中發現巨大的價值。

We are limited, but we can push back the borders of our limitations.

山本江示子

監修者的話

我在日復一日的日常診療當中，治療著發生骨折的患者。因為骨折而失去的東西非常多，對於患者的人生或生活也會造成巨大的陰影。

骨頭會折斷並非全是由於跌倒所致，大部分其實隱藏著像骨質疏鬆症這樣骨質已經變脆弱的疾病。這是可怕的疾病，會在不知不覺中造成莫名的骨折，也會形成彎腰駝背的日常生活。

即使進行了骨質疏鬆症的治療，卻很難看出骨量變化。例如，假設不進行治療的話，1年內會減少5%的骨量，但如果因為治療而能控制在2%，那麼容易骨折的狀態就能停止。

身為運動療法的一環，「靠牆站」的方法是有效的。

1. 即使疼痛也可以做。
2. 能改善病症。
3. 提升QOL（生活品質）。

脊椎骨一旦歪斜不正，並無法直接恢復原狀。

但是，骨質疏鬆症的患者們在進行靠牆站療法後，在數值或QOL方面都得到「有效性實證」，就如在本書中的資料所示，其結果都是美好的。

老實說，效果超乎預想，尤其只要當成是預防下次骨折的方法就能感受到成效。

不論是煩惱著狀況能否更好的人，或是擔憂未來而感到不安的人，都希望能利用「用牆壁打造正確姿勢的方法」，讓煩惱消除，並且對自己抱持自信。

這是為了在百歲人生的時代中，可以長久地用自己的腳走路，也為了能活力十足、閃耀地活著。

山本慎吾

參考文獻

Do they really exist?.J Phys.Fit.Sport Med., I (1)51-8,2012
Manabe Y,Miyatake S,Takagi M..Miokines:

JAMA Intern Med. 2015 Jun;175(6):959-67.doi:10.1001/
Jamainternmed.2015.0533.

Leisure time physical activity and mortality: a detailed pooled analysis of the dose-response relationship.

Arem HI,Moore SCI,Patel A2,Hartge P1,Berrington de Gonzalez A1, Visvanathan K3,Campbell PT2, Freedman MI, Weiderpass E4, Adami HO5, Linet MSI, Lee IM6, Matthews CEI.

Blochemical Pharmacology

Volume 132, 15 May 2017,Pages 1-8

Osteocalcin and its endocrine functions

Author links open overlay panelAkikoMizokamiab TomoyoKawakubo-YasukochicMasatoHirataa

Developmental Cell: Osteoblast production by reserved progenitor cells in zebrafish bone regeneration and maintenance

Kazunori Ando, Eri Shibata, Stefan Hans, Michael Brand, Atsushi Kawakami

台灣廣廈 國際出版集團
Taiwan Mansion International Group

國家圖書館出版品預行編目（CIP）資料

睡前1分鐘！靠牆站 整好脊：最強一個動作，刺激抗老荷爾蒙分泌，遠離肌少症、骨質疏鬆症、關節炎！/ 山本江示子著. -- 初版. -- 新北市：蘋果屋, 2019.09
面； 公分
ISBN 978-986-97343-8-7（平裝）
1. 姿勢 2. 運動健康

411.75 108011535

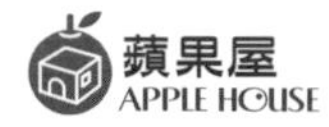

睡前1分鐘！靠牆站 整好脊

最強一個動作，刺激抗老荷爾蒙分泌，遠離肌少症、骨質疏鬆症、關節炎！

作　　者／山本江示子
監　　修／山本慎吾
譯　　者／蔡姿淳
編輯中心編輯長／張秀環・**編輯**／許秀妃
封面設計／何偉凱・**內頁排版**／菩薩蠻數位文化有限公司
製版・印刷・裝訂／東豪・弼聖・秉成

行企研發中心總監／陳冠蒨
媒體公關組／陳柔彣
整合行銷組／陳宜鈴
綜合業務組／何欣穎

發 行 人／江媛珍
法 律 顧 問／第一國際法律事務所 余淑杏律師・北辰著作權事務所 蕭雄淋律師
出　　版／蘋果屋
發　　行／蘋果屋出版社有限公司
地址：新北市235中和區中山路二段359巷7號2樓
電話：（886）2-2225-5777・傳真：（886）2-2225-8052

代理印務・全球總經銷／知遠文化事業有限公司
地址：新北市222深坑區北深路三段155巷25號5樓
電話：（886）2-2664-8800・傳真：（886）2-2664-8801
網址：www.booknews.com.tw（博訊書網）
郵 政 劃 撥／劃撥帳號：18836722
劃撥戶名：知遠文化事業有限公司（※單次購書金額未達500元，請另付60元郵資。）

■出版日期：2019年09月
ISBN：978-986-97343-8-7

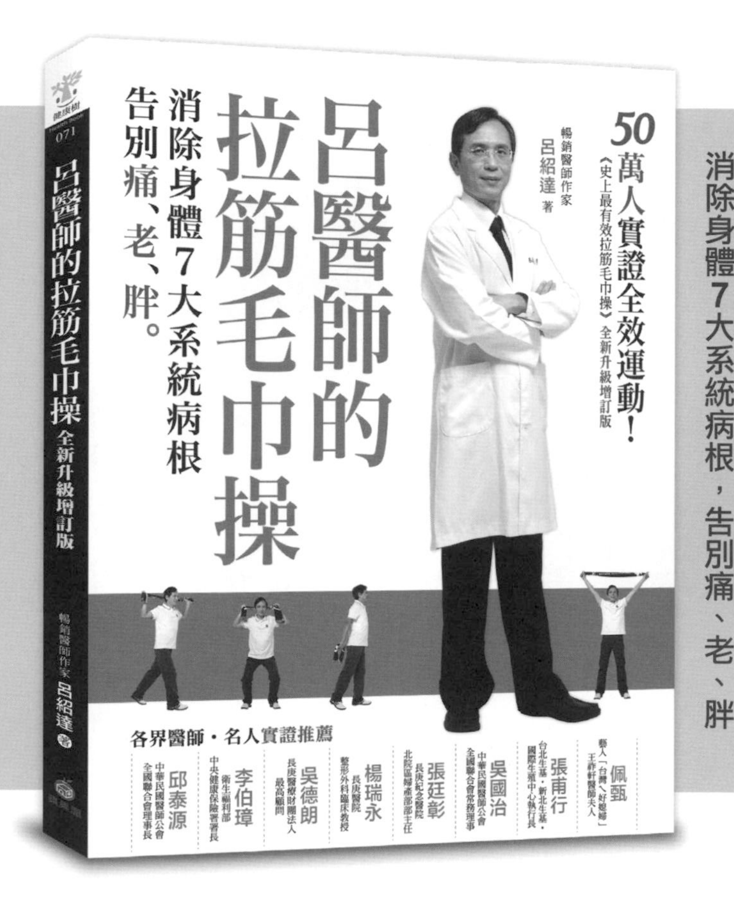

呂醫師的拉筋毛巾操（全新升級增訂版）

50萬人實證全效運動！
消除身體7大系統病根，告別痛、老、胖

最多醫生都在做的保健運動，
利用一條毛巾做伸展，全家大小、男女老少都適用！
一本讓你「解痠痛、不衰老、防三高、擁有健美體態」的自療聖經！

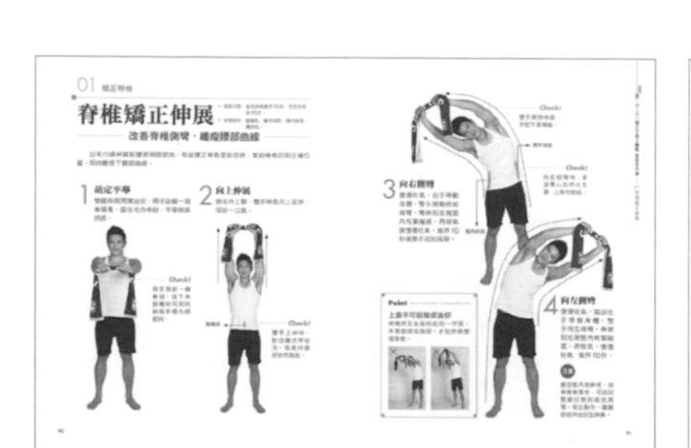

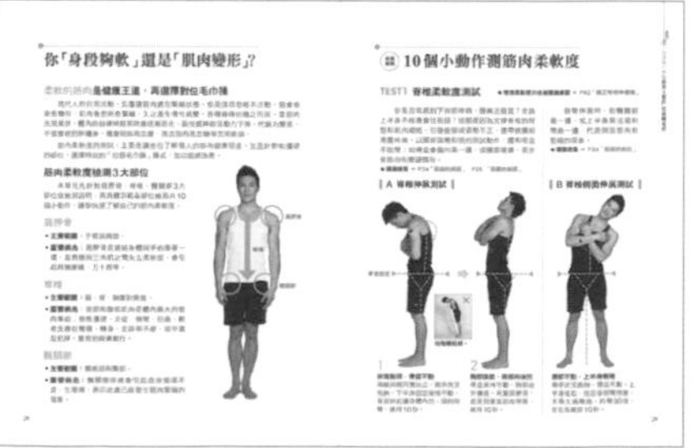

■ 作者：呂紹達　出版社：蘋果屋　ISBN：9789869542463

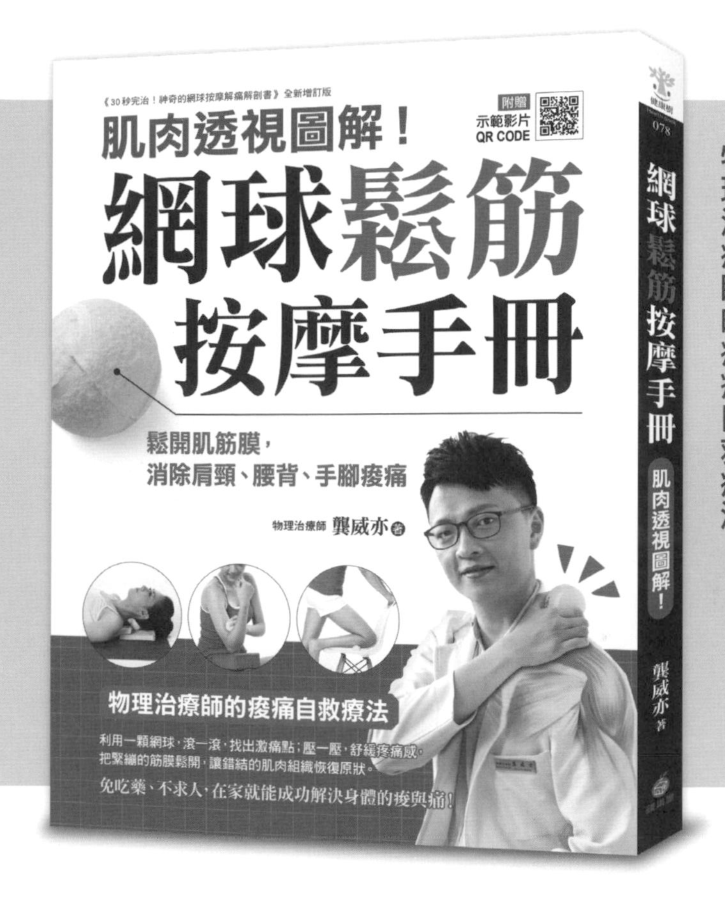

網球鬆筋按摩手冊

肌肉透視圖解！

鬆開肌筋膜，消除肩頸、腰背、手腳痠痛，

物理治療師的痠痛自救療法

具備「肌筋膜治療」、「深層組織按摩」、「復健訓練」等國內外專業證照，
各大媒體的健康議題節目邀訪來賓——資深物理治療師龔威亦，
教你用「一顆網球」、「一根棍子」就能在家替自己按摩、放鬆肌筋膜！

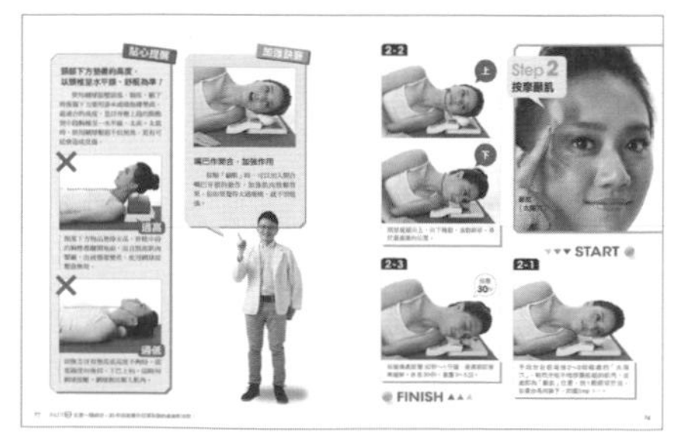

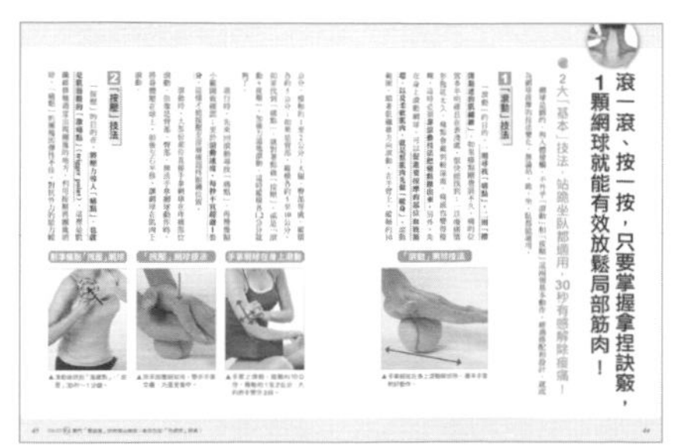

■ 作者：龔威亦　出版社：蘋果屋　ISBN：9789869734370

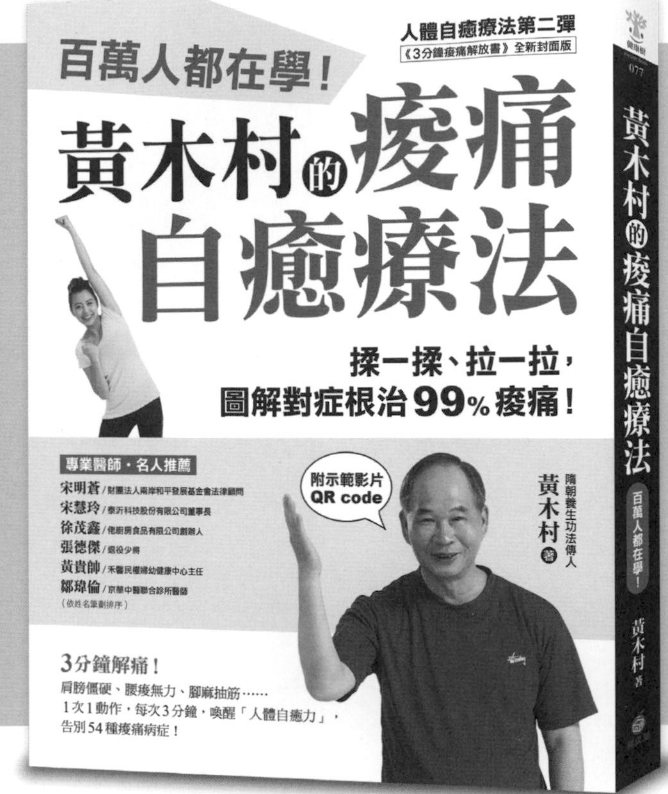

黃木村的痠痛自癒療法

百萬人都在學，3分鐘解痛！
揉一揉、拉一拉，圖解對症根治99%痠痛
（附示範影片QR碼）

傳承自隋代養生功的「人體自癒療法」！
每天只要3分鐘，拉拉腰、轉轉手、踢踢腿、動動下巴，
不必花時間看醫生，不用花錢按摩推拿，也不用道具，就能解決所有痠痛！

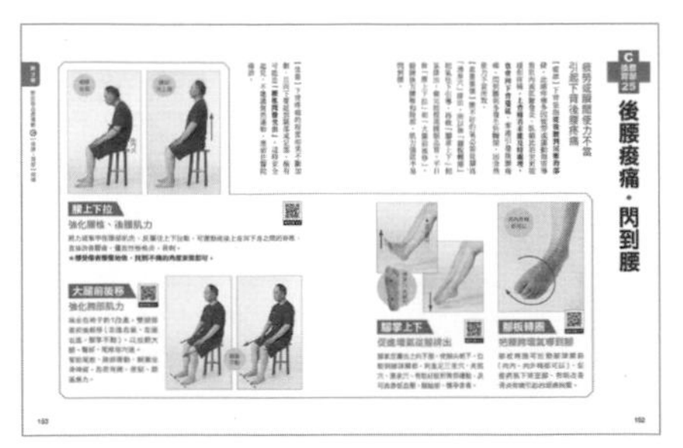

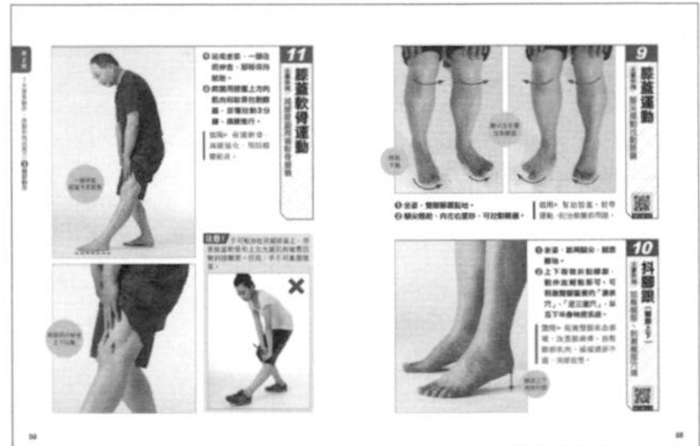

■ 作者：黃木村　出版社：蘋果屋　ISBN：9789869734349